개정판

인체 해부학
포켓 아틀라스

백 형 진 외 옮김

물리치료, 의학, 스포츠 및
필라테스, 요가 전공자를 위한 참고서

The Pocket Atlas of Human Anatomy

A Reference for Students of Physical Therapy, Medicine, Sports, and Bodywork

Revised Edition

Chris Jarmey

영 문 출 판 사

■ 옮긴이

백형진 가천대학교 특수치료대학원 겸임교수
김용주 남서울대학교 외래교수
박정수 (주)비엠 교육그룹 교육강사
권구현 택티컬펑셔널 교육협회 교육강사
이예소 KHMA 교육협회 충청 지부장
양홍석 KHMA 교육협회 협회장
이태희 올케어필라테스앤피티 실장
정형국 안산대학교 물리치료학과 교수
성기석 한국선수트레이너협회 이사장
김효철 원광디지털대학교 한방미용예술학과 교수

The Pocket Atlas of Human Anatomy

A Reference for Students of Physical Therapy, Medicine, Sports, and Bodywork, Revised Edition, by **Chris Jarmey**

인체 해부학 포켓 아틀라스 개정판: 물리치료, 의학, 스포츠 및 필라테스, 요가 전공자를 위한 참고서 는 파트너들과 협력하여 교차 문화적 관점을 개발하고 예술, 과학에 대한 총체적 관점을 육성하는 North Atlantic Books에 의해 후원 및 출판됩니다. 신체, 정신, 자연의 관계에 관한 연구를 출판함으로써 인문학, 치유, 그리고 개인적이고 세계적인 변화의 씨앗이 됩니다.

인체 해부학 포켓 아틀라스

물리치료, 의학, 스포츠 및
필라테스, 요가 전공자를 위한 참고서

2023년 9월 12일 초판인쇄
2023년 9월 20일 초판발행

지은이 : Chris Jarmey
옮긴이 : 백 형 진 외
발행인 : 박 병 조
발행처 : 도서출판 영문출판사
등 록 : 1987년 12월 21일 제2-419호
주 소 : 서울시 강남구 삼성동 69-2
전 화 : (02) 514-5590, 776-5590
팩 스 : (02) 756-8943
홈페이지 : www.ymsbook.net
E-mail : yeongmunsa@empal.com
정 가 : 25,000 원
ISBN 978-89-7224-557-5 93510

※ 파본은 교환해 드립니다.

목차 Contents

추천의 글 Foreword

Chris가 내 여동생과 결혼했던 1988년과 그가 사망했던 2008년 사이, 나는 운 좋게도 사람의 건강과 관련된 Chris의 깊은 지식을 통해 큰 이득을 얻었다. 물리치료사이자 시아츠(shiatsu) 전문가로 해부학과 생리학에 대한 그의 지식은 대단했다. 게다가, 시아츠, 요가, 명상의 강사로 그의 기술은 널리 존경을 받았으며, 특히 복잡한 개념을 간단하고 실용적으로 설명하는 능력이 뛰어났다.

Chris가 그의 폭넓은 전문지식을 아우르는 책을 쓰기 시작했을 때 일반외과 레지던트로서 나는 기뻤다. "The Concise Book of Muscles"과 함께, "The Concise Book of the Moving Body"라는 책이 나의 일반외과 의국 선반 위에 놓여 있다. 이것은 내가 해부학의 빠른 개정을 필요로 했을 때 비망록으로서 큰 도움이 되었다. 명확하고 간결한 언어와 그림은 책으로의 접근이 용이했고, 또 독자들이 요점을 찾는 데 큰 도움이 되었다. 때때로, 나는 환자에게 증상을 설명할 때 이것이 유용함을 알게 되었고, 환자들은 그 설명이 건강에 도움이 된다는 사실에 감사했다.

나는 "The Concise Book of the Moving Body"이 "The Pocket Atlas of Human Anatomy(인체 해부학 포켓 아틀라스)"로 재탄생되었음에 기뻤고, 나는 이 책이 의학, 스포츠 또는 재활 분야에서 해부학 및 바디워크를 공부하는 모든 학생들에게 훌륭한 책이 될 것이라고 확신한다. 나는 Chris의 책을 권장하는데 주저함이 없고, 그의 귀중한 공헌에 계속 감사할 것이다. 나의 희망은 이 책이 인체에 대한 여러분의 지식을 증진시키는 것이고, 또 여러분의 학문 여정에 함께 할 동반자가 되길 바란다.

Dr. David Simpson, 2022

역자 서문 Translator's Preface

"인체 해부학 포켓 아틀라스"는 해부학을 공부하고 인체를 다루는 직업을 가진 사람들에게 해부학을 보다 쉽게 공부할 수 있도록 도와주는 책 입니다. 저는 여러 해부학, 근육학 책을 저술 및 번역하였습니다. 그 중에서도 이 책은 해부학의 방대한 양을 휴대성이 좋은 사이즈로 정리하여 제작되었습니다.

이 책은 또한, 근막경선을 포함하여 인체의 다양한 시스템에 대해 다루고 있어 트레이너, 물리치료사, 필라테스, 요가 강사, 보건 의료인에게 다양한 분야에서 유용하게 활용될 수 있을 것으로 기대됩니다.

부록에는 각 피부신경과 골격근, 신체 조직 구성 등이 잘 정리되어 있어 더욱 유용할 것입니다. 앞으로도 현장에서 필요한 책들을 꾸준히 저술하고 번역하며 출간할 계획입니다.

많은 사람들이 이 책을 통해서 해부학과 친해질 수 있는 시간이 되기를 기원하며 추천해 드립니다.

이 교재를 번역하는데 같이 협력하고 참여해 주셔서 도움을 주신 모든 분들께 감사드립니다.

역자 대표 **백 형 진**

(Ph.D 의학박사, DO, DN)

말초신경에 대한 노트

A Note About Peripheral Nerve Supply

말초신경계(PNS)는 *중추신경계*(CNS)를 구성하는 뇌와 척수의 바깥에 있는 모든 신경 구조물이다. 말초신경계는 크게 2가지 성분으로 구성된다: *체성신경계*와 *자율신경계*: 자율신경계는 평활근과 선(grand)의 불수의적 조절을 담당한다. 이 책이 골격근과 관련되기 때문에, 관심이 있는 신경은 체성신경이다.

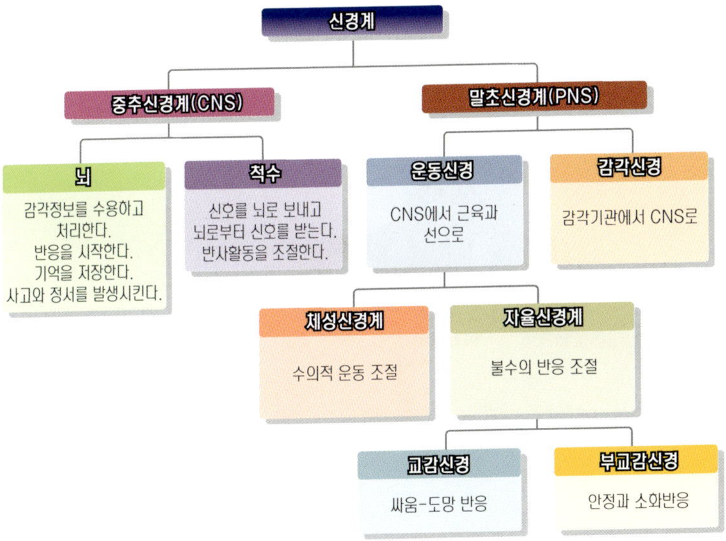

말초신경계는 12쌍의 뇌신경과 31쌍의 척수신경, 그리고 그들의 가지신경으로 구성된다. 척수신경은 그들이 나오는 척수 레벨, 즉 *척수 분절*에 따라 번호가 매겨진다. 피절(dermatomes)과 함께, 감각신경의 공급은 부록 1에서 자세히 다루어지고 있다.

부록 2에는 관련 말초신경 공급이 각 근육과 함께 목록되어 있는데, 이들 정보는 건강 전문가들에게 유용한 내용이다. 그러나 신경섬유를 내는 척수분절*은 종종 자료에 따라 다르게 설명되고 있다. 이것은 척수신경이 *신경총*(plexus = 신경 그물망; 라틴어 *plectere* = "to braid"에서 유래)으로 불리는 신경그물망으로 조직되어 있기 때문이고, 신경총은 신체의 다른 영역을 공급하고, 다른 척수분절에서 나온 신경섬유는 특정 근육을 지배하는 개별적으로 명명되는 신경에 기여할 것이다.

부록 2에 있는 각 근육의 경우에는, 일반적으로 명명된 신경에 기여하는 척수분절이 표시된다. 관련된 척수분절은 경추신경의 경우는 C, 흉추신경의 경우는 T, 요추신경의 경우는 L, 천골신경의 경우는 S로 표기되며, 그 옆에 레벨을 나타내는 숫자가 표기된다.

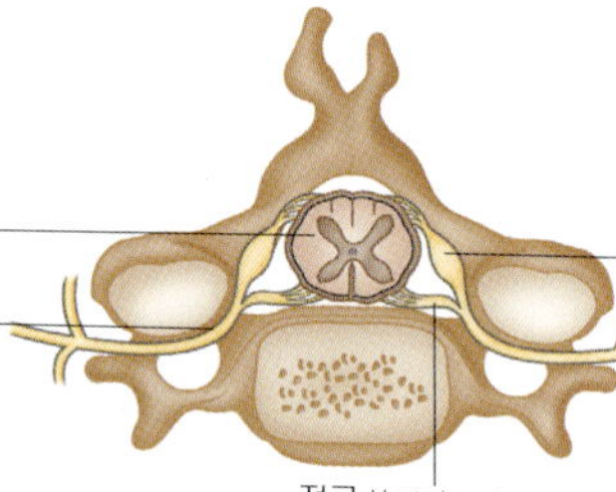

척수분절을 보여주는 이 그림은 척수신경을 형성하기 위해 결합하는 신경근(nerve roots)을 보여주고 있고, 신경근은 복측가지와 배측가지로 나누어진다.

* 척수분절은 신체 좌우로 한 쌍의 척수신경을 내는 척수의 영역이다. 각 척수신경은 각각, 후근과 전근에서 나온 감각신경섬유와 운동신경섬유를 가진다. 후근과 전근에서 나온 척수신경은 서로 인접한 추체들이 형성하는 구멍을 통해 밖으로 나온다. 척수신경은 1차 배측가지와 1차 복측가지로 나누어진다. 1차 배측가지는 후방으로 향하고, 1차 복측가지는 전방과 측방으로 향한다. 배측가지에서 나온 섬유는 목과 몸통의 후면에 있는 피부와 신전근을 지배한다. 복측가지는 몸통의 전면과 측면, 그리고 팔다리를 지배한다.

1 장

해부학 용어 Anatomical Terms

위치 Positions

신체분절의 상대적 위치와 그것들의 움직임을 설명하려면, 보편적으로 수용되는 기준 자세가 필요하다. 이것은 *해부학적 위치*로 알려져 있는데, 똑바로 선 자세이며 발바닥을 지면바닥에 붙이고 양 팔을 몸통 옆에 위치시킨 상태에서 손바닥을 정면으로 향하게 한 자세이다(**그림 1.1** 참고). 사람의 실제 위치와 관계없이, 방향에 대한 용어는 그 사람이 해부학적 위치에 있는 것처럼 생각하고, 해부학적 위치를 기준으로 삼는다. 또한 "*왼쪽*"과 "*오른쪽*"의 용어는 대상이 되는 물체나 사람의 측면을 의미하며, 관찰하는 사람의 측면이 아니다.

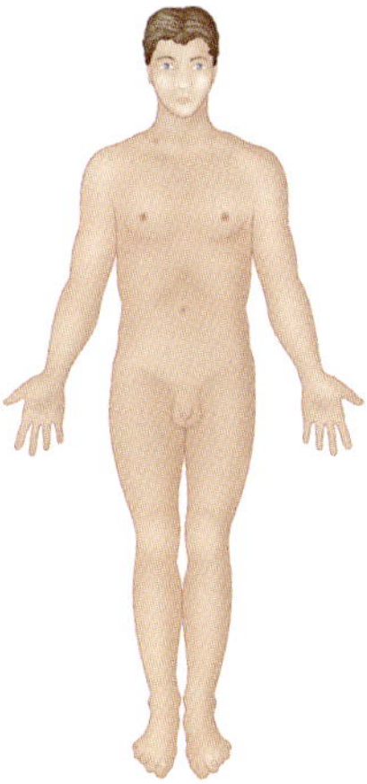

그림 1.1 전면. 신체의 앞쪽으로 또는 신체의 앞쪽에 있는.

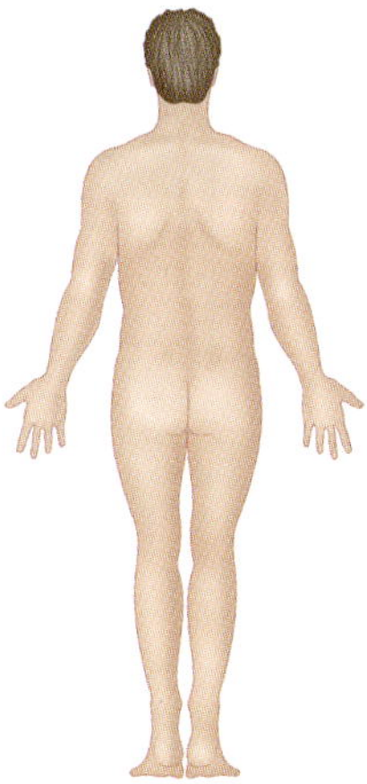

그림 1.2 후면. 신체의 뒤쪽으로 또는 신체의 뒤쪽에 있는.

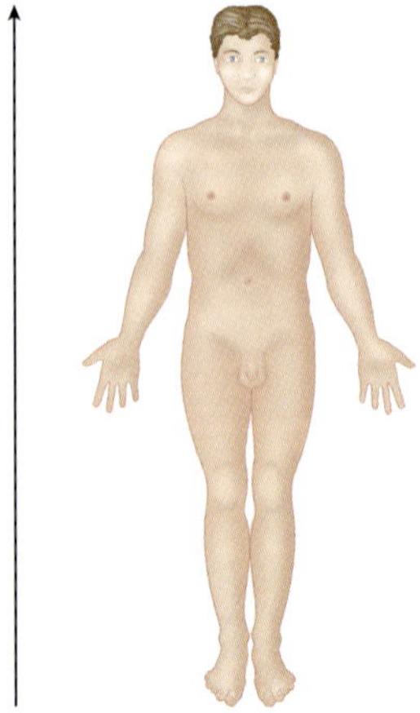

그림 1.3 상방(위쪽): 머리 또는 신체 구조물의 위쪽 부위로 향하는.

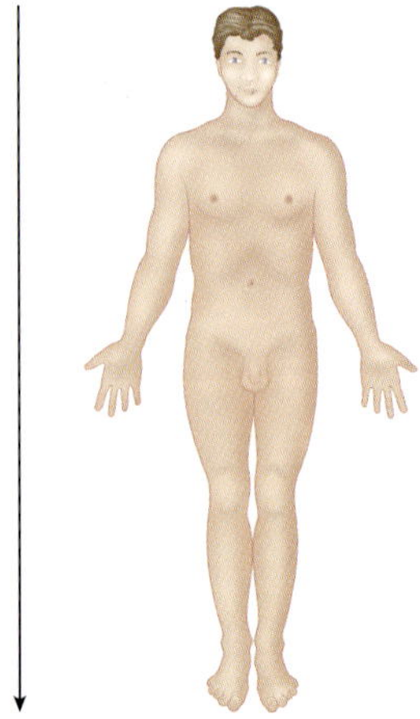

그림 1.4 하방(아래쪽): 머리로부터 멀어지는 쪽으로 향하거나 또는 신체 구조물의 아래쪽 부위로 향하는.

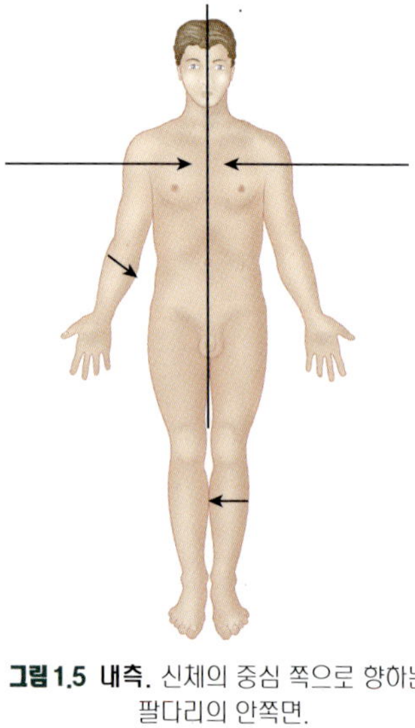

그림 1.5 내측. 신체의 중심 쪽으로 향하는; 팔다리의 안쪽면.

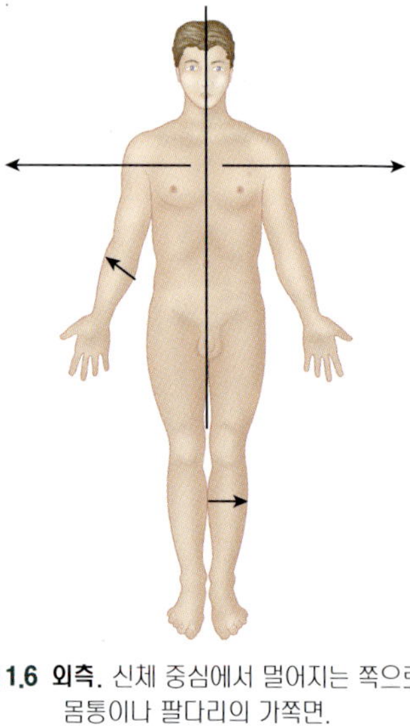

그림 1.6 외측. 신체 중심에서 멀어지는 쪽으로; 몸통이나 팔다리의 가쪽면.

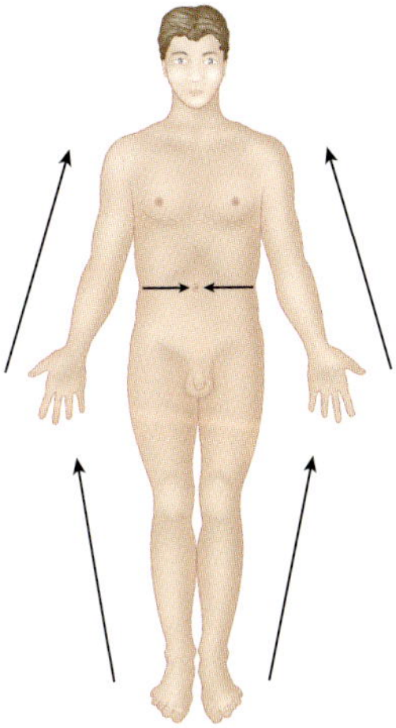

그림 1.7 근위. 몸의 중심(배꼽)에 더 가까운 쪽 또는 사지가 체간에 부착되는 지점쪽으로.

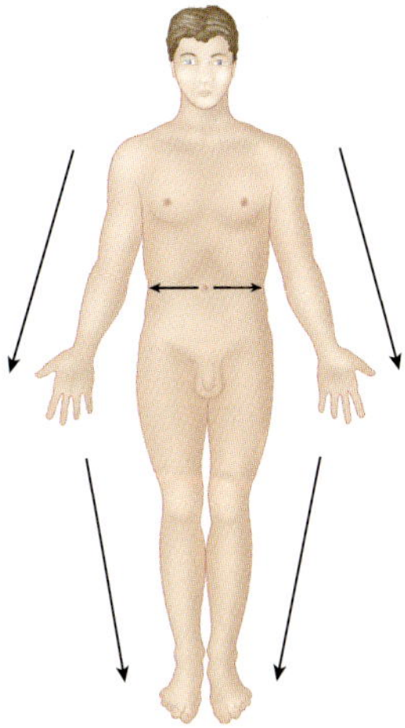

그림 1.8 원위. 몸의 중심에서 더 먼쪽, 또는 사지가 체간에 부착되는 지점에서 멀어지는 쪽으로.

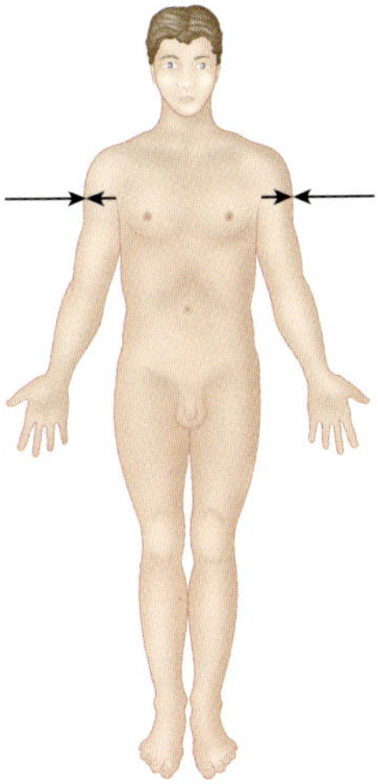

그림 1.9 천층: 신체 표면에 있거나 가까운 쪽으로.

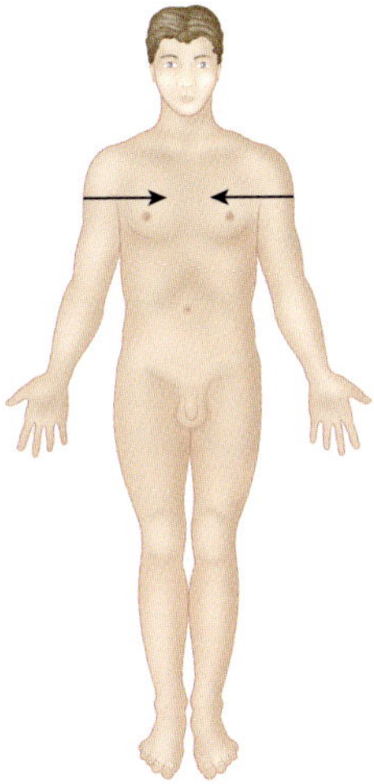

그림 1.10 심층: 신체 표면에서 더 깊은 쪽으로; 더 안쪽으로.

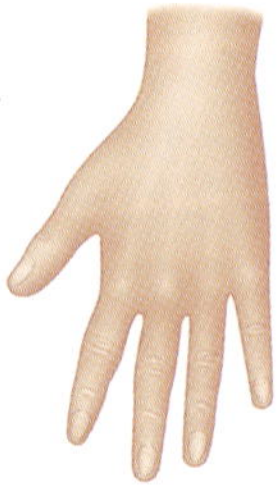

그림 1.11 배측(뒤쪽). 손등과 같이, 신체 뒤쪽 표면에 있는.

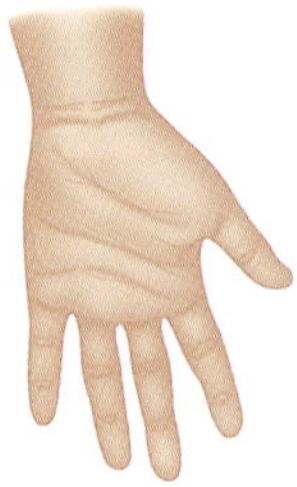

그림 1.12 복측(앞쪽). 손바닥과 같이, 손의 앞쪽면.

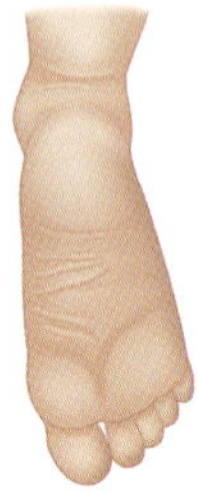

그림 1.13 저측(바닥쪽). 발바닥쪽으로.

영역 Regions

신체는 1차적으로 축성 부분과 부속 부분으로 나누어진다: *축성 부분은* 머리, 목, 체간 등으로 구성되고, *부속 부분은* 몸의 축성 부분에 부착된 사지(팔다리)

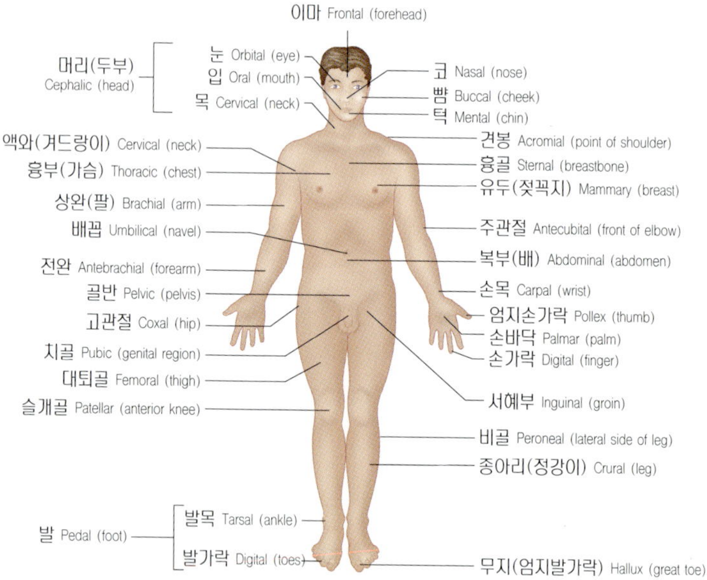

그림 1.14 특정 신체 영역을 나타내는 용어들: 전면.

이다. **그림 1.14**와 **그림 1.15**는 특정 신체 영역을 나타내는 용어들을 제시하고 있다.

운동면 Planes

운동면은 신체를 통과하는 2차원의 섹션을 의미한다; 운동면은 가상의 선에 의해 절단된 것처럼, 신체나 신체 분절의 측면을 제공한다.

- 시상면은 앞쪽에서 뒤쪽으로 진행하여 신체를 좌우로 나누는 면이다. **그림 1.16**은 정중시상면을 보여주고 있다. *정중방 시상면*은 신체를 좌우로 불균형하게 나누는 면이다.
- 전두면(관상면)은 신체를 앞뒤로 나누는 면이며, 시상면과 직각을 이룬다.
- 횡단면은 수평면으로 진행하여 신체를 상하로 나누는 면이고, 시상면은 물론, 전두면과도 직각을 이룬다.

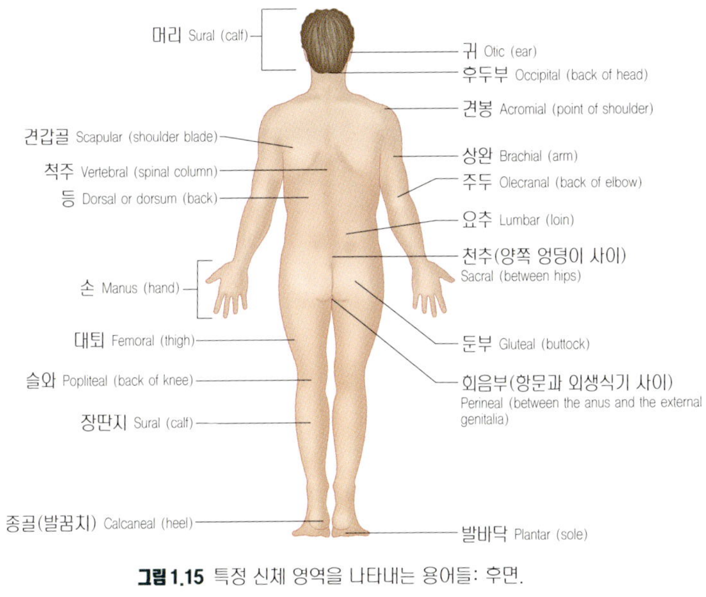

그림 1.15 특정 신체 영역을 나타내는 용어들: 후면.

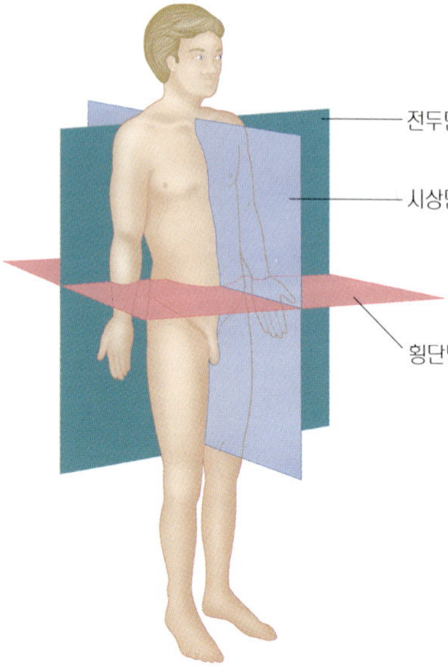

그림 1.16 가장 많이 사용되는 신체의 운동면.

운동 Movements

태아 자세를 기준으로 신체 분절이 움직이는 방향을 설명한다. 태아 자세로 움직이는 신체 분절의 동작을 굴곡이라고 하고, 반대로 태아 자세에서 벗어나는 신체 분절의 동작을 신전이라고 한다.

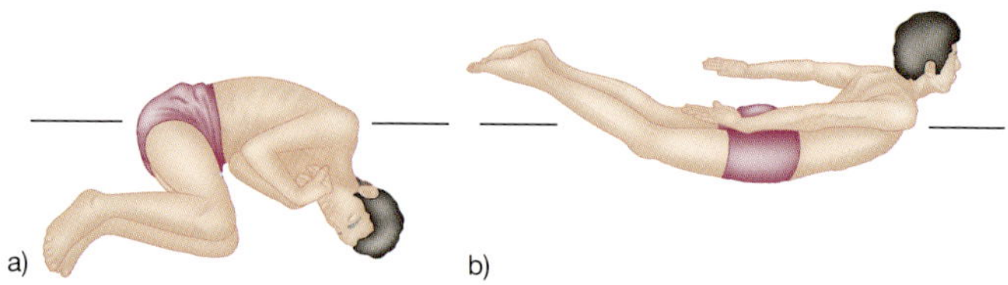

그림 1.17 (a) **굴곡:** 태아 자세를 취하는 동작. (b) **신전:** 태아 자세에서 벗어나는 동작.

주요 운동 (Main Movements)

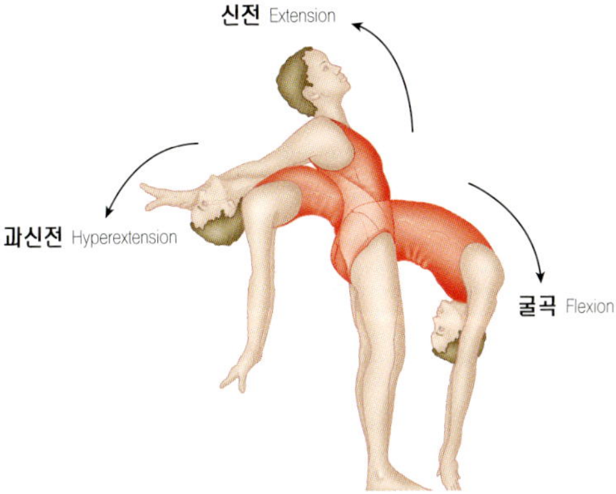

그림 1.18 굴곡: 한 관절을 이루는 2개 뼈의 각도가 감소하면서 굽힘하는 동작. 해부학적 위치로부터, 굴곡은 대개 앞쪽으로 이루어지지만, 예외적으로 슬관절의 경우는 뒤쪽으로 이루어진다. 굴곡을 쉽게 기억하는 방법은 항상 태아 자세쪽으로 움직이는 동작이라고 생각하면 된다. **신전:** 태아 자세에서 벗어나 뒤쪽으로 굽힘하거나 펴지는 동작. **과신전:** 정상 범위를 벗어나서 팔다리가 펴지는 동작.

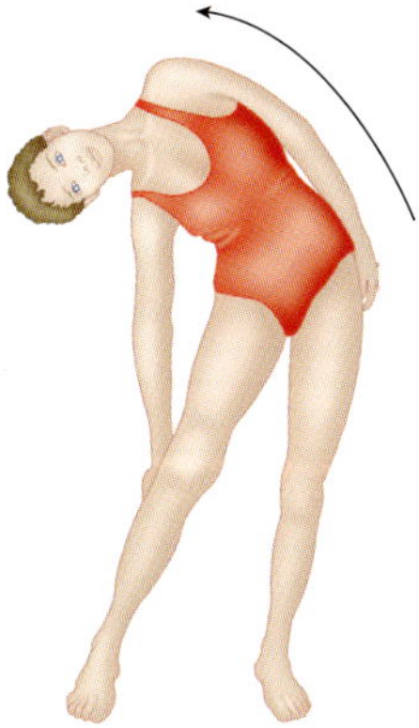

그림 1.19 측방굴곡(측굴): 체간이나 머리가 전두면상에서 가쪽으로 움직이는 동작.

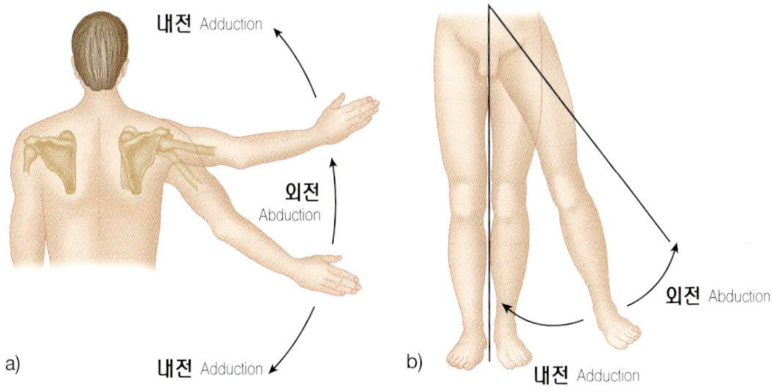

그림 1.20 외전: 신체나 팔다리의 정준선으로부터 뼈가 멀어지는 운동. **내전:** 신체나 팔다리의 정준선쪽으로 뼈가 가까워지는 운동.

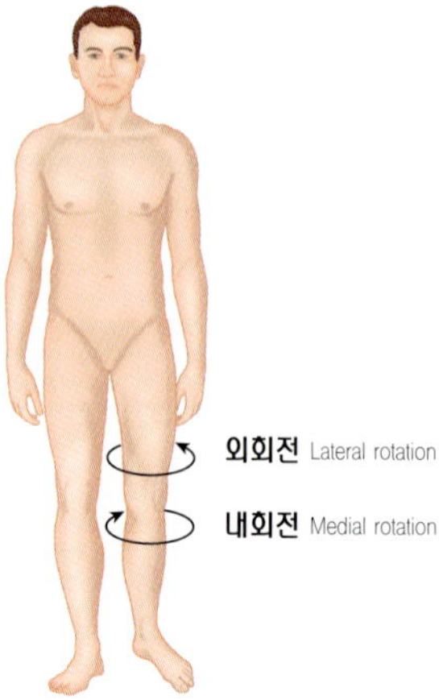

그림 1.21 회전: 뼈나 체간이 자신의 종축을 중심으로 회전하는 운동.
내회전: 신체의 정중선쪽으로 향하는 회전. **외회전:** 신체의 정중선으로부터 멀어지는 회전.

기타 운동 (Other Movements)

본 단락에서 설명되는 운동은 특정 관절이나 신체 분절에서 일어나는 운동이고, 대개 두 개 이상의 관절이 참여한다.

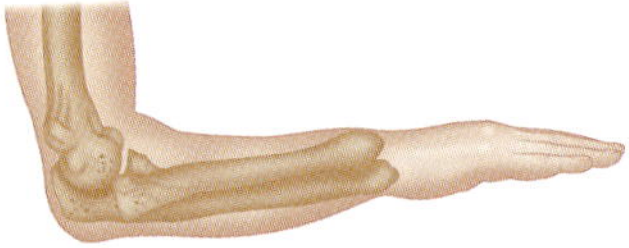

그림 1.22 회내: 손바닥이 지면 쪽으로 향하는 운동(주관절을 90° 로 굴곡하고 선 자세에서), 또는 해부학적 위치나 태아 자세에서 벗어나는 운동. 요골과 척골이 "X" 형태로 겹쳐지는 동작.

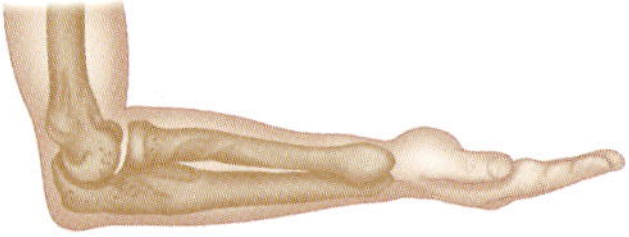

그림 1.23 회외: 손바닥이 천장쪽으로 향하는 운동(주관절을 90° 로 굴곡하고 선 자세에서), 또는 해부학적 위치나 태아 자세로 향하는 운동. 요골과 척골이 서로 나란하게 배치되는 동작.

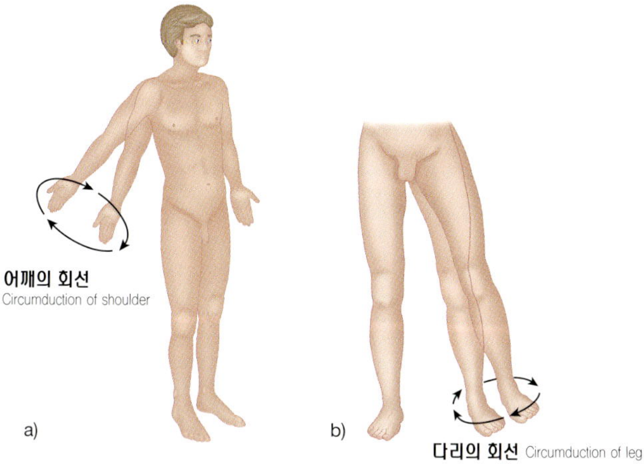

그림 1.24 회선: 뼈의 근위 끝단이 고정되어 있는 상태에서, 뼈의 원위 끝단이 원을 그리는 동작: 굴곡, 외전, 신전 및 내전이 결합되어 있어나는 운동.

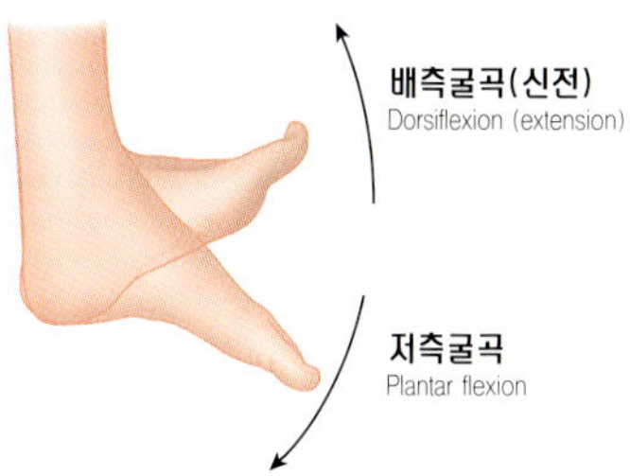

그림 1.25 저측굴곡: 발가락이 지면 쪽으로 향하는 동작. **배측굴곡(신전):** 발가락이 천장쪽으로 향하는 동작.

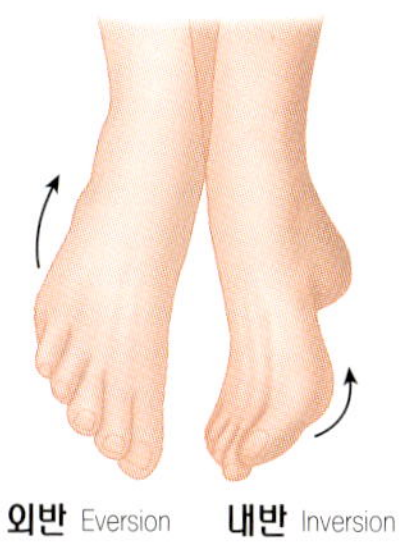

그림 1.26 내반: 발을 안쪽으로 회전하는 동작으로, 양쪽 발바닥이 서로 마주 보게 된다. **외반:** 발을 가쪽으로 회전하는 동작으로, 양쪽 발등이 서로 마주 보는 쪽으로 움직인다.

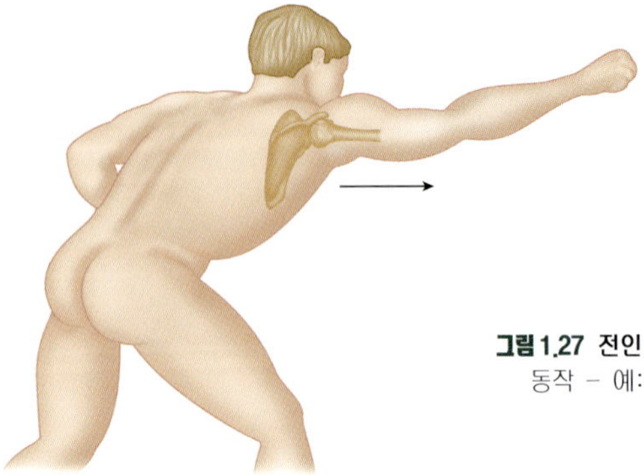

그림 1.27 전인: 횡단면을 따라 앞쪽으로 움직이는 동작 – 예: 팔을 앞으로 최대한 뻗는 동작.

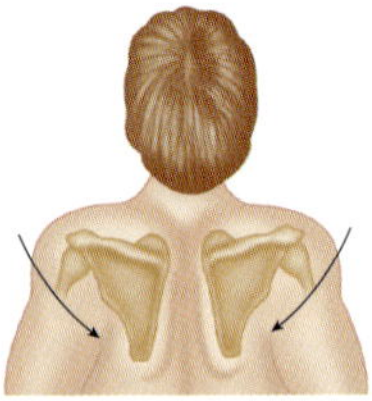

그림 1.28 후인: 견갑대를 뒤쪽으로 당겨 군인 자세를 만드는 것처럼, 횡단면을 따라 뒤쪽으로 움직이는 동작이고, 전인된 자세에서 원래 위치로 되돌리는 운동.

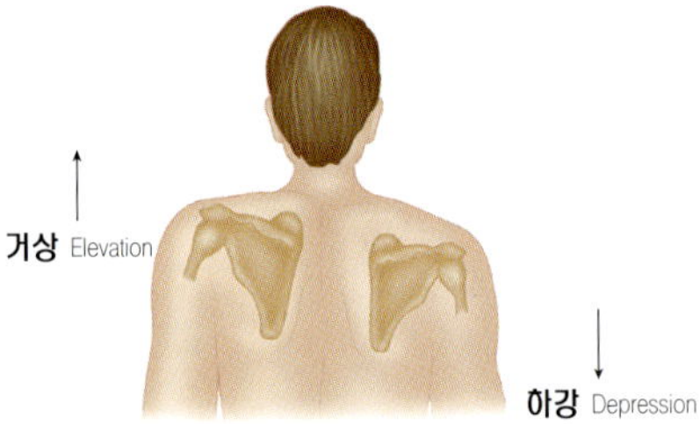

그림 1.29 거상: 전두면을 따라 신체 분절을 위쪽으로 움직이는 동작 – 예: 어깨를 으쓱할 때 견갑골이 거상한다. **하강:** 거상되었던 신체 분절을 원래 위치로 되돌리는 운동.

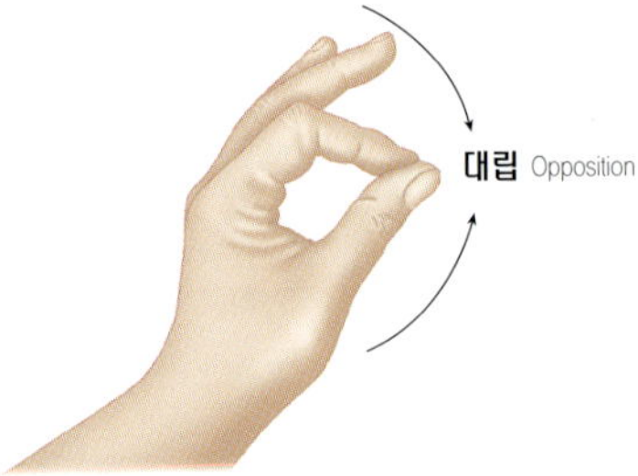

그림 1.30 대립: 엄지의 안장관절에서 특별하게 일어나는 운동; 대립은 여러분의 엄지를 나머지 손가락의 끝으로 향하게 할 수 있다.

2 장

조직 Tissues

*조직*은 비슷한 구조와 기능을 가진 세포들의 집단으로 불린다. 조직에는 4가지 주요 유형이고, 이들은 각각의 특별한 기능을 가진다:

1. *상피조직*(Epithelial): 예를 들어, 피부이며, 이 조직은 몸을 감싸고 보호하는 기능을 한다.
2. *결합조직*(Connective): 예를 들어, 인대, 건, 근막, 연골 및 뼈 등이 있고, 이들의 기능은 신체의 여러 부분을 보호하고, 지지하고 또 그들을 함께 결합한다. 결합조직은 가장 풍부하고 넓게 분포된 조직이다.
3. *근조직*(Muscle): 근육의 기능은 몸의 움직임을 가능하게 한다.
4. *신경조직*(Nervous): 신경은 몸의 기능과 움직임을 조절한다.

근골격계 해부학과 관련하여 우리가 관심을 갖는 조직의 유형은 결합조직과 근조직이다.

결합조직 Connective Tissue

결합조직의 *일반적인 특징*은 다음과 같다:

1. *혈액 공급의 변화.* 대부분의 결합조직은 혈관이 잘 형성되어 있다. 그러나 건과 인대는 혈관 공급이 나쁜 편이고, 연골은 무혈관성 조직이다: 그러므로 이들 구조물은 치유가 더디거나 잘 되지 않는다.
2. *세포외기질.* 결합조직은 다양한 종류의 세포와 그 세포를 둘러싸고 있는 상당량의 다양한 무기질로 구성되어 있다. 이런 기질은 *세포외기질*로 불리며, 결합조직 세포에 의해 생성된 후, 세포 밖으로 분비된다. 조직의

유형에 따라, 그 기질은 액성, 젤성, 반고체성 또는 고체성으로 분류될 수 있다.

세포외기질 덕분에, 결합조직은 무게를 견딜 수 있고, 스트레칭과 마모와 같은 다른 자극에 저항할 수 있다. 세포외기질은 다양한 종류의 섬유를 함유한다 – 예를 들어, 교원질섬유, 탄성섬유 및 망상섬유 등.

결합조직의 종류 (Types of Connective Tissue)

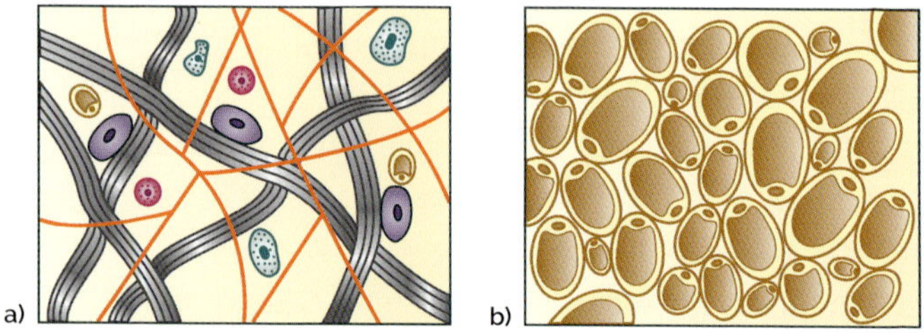

그림 2.1 성긴 결합조직의 구조: (a) 성근조직(areolar); (b) 지방조직.

성긴 결합조직(Loose Connective Tissue)

*성긴 결합조직*은 많은 세포와 적은 섬유를 가지고 있다; 그래서 성긴 결합조직은 다른 종류의 결합조직보다 부드러운 편이다. 예는 다음과 같다:

1. *성근조직*(areolar): "포장"조직으로서, 신체 기관을 완충하고 보호하는 역할을 하고, 또 내장기의 고유 위치에서 그들을 고정시키는 역할을 한다.
2. *지방조직*(adipose): 피부밑에서 피하층을 형성하는 지방조직은 *하피층*(hypodermis) 또는 *천층 근막*으로 불리고, 이것은 신체를 부도체로 만들고, 또 열과 냉으로부터 신체를 보호한다.

치밀 규칙 결합조직(Dense Regular Connective Tissue)

치밀 규칙 결합조직 내에서는, 교원질 섬유가 가장 많은 요소이고, 이것은 백색의 유연한 조직으로서 당기는 힘에 잘 저항하는 성분이다. 예: 인대와 건.

치밀 불규칙 결합조직(Dense Irregular Connective Tissue)

*치밀 불규칙 결합조직*은 치밀 규칙 결합조직과 동일한 성분을 가지고 있다; 그러나 교원질섬유의 다발이 더 두껍고, 얽혀 있어서 불규칙하게 배열된다.
예: 근막.

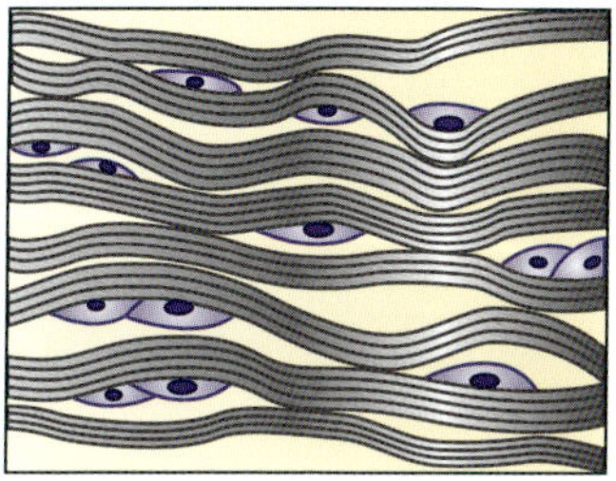

그림 2.2 치밀 규칙 결합조직의 구조.

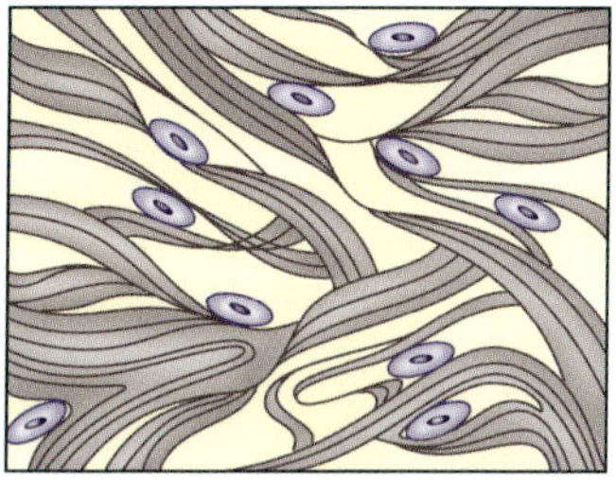

그림 2.3 치밀 불규칙 결합조직의 구조.

연골(Cartilage)

연골은 단단한 편이지만, 유연성도 가지고 있다. 연골은 치밀결합조직과 뼈(견고성과 유연성)에 비해 중간 정도의 특성을 가지고 있다. 연골은 무혈관성 조직이고, 신경섬유가 없기 때문에, 치유가 더디게 이루어진다.
예: 초자연골, 섬유연골 및 탄성연골 등.

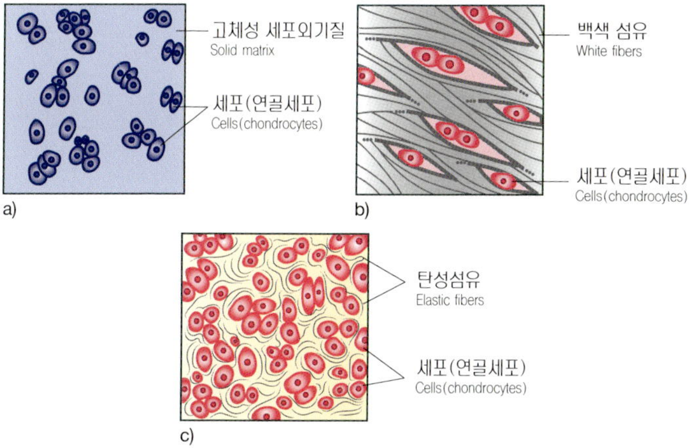

그림 2.4 연골의 구조: (a) 초자연골; (b) 백색 섬유연골; (c) 황색 탄성연골.

***뼈**(Bone)*

*골세포*는 *골강*(lacunae)으로 불리는 공간 안에 안착되어 있다. 골강은 염화칼슘과 많은 양의 교원질 섬유를 함유하는 매우 단단한 기질의 원형 층으로 둘러싸여 있다.

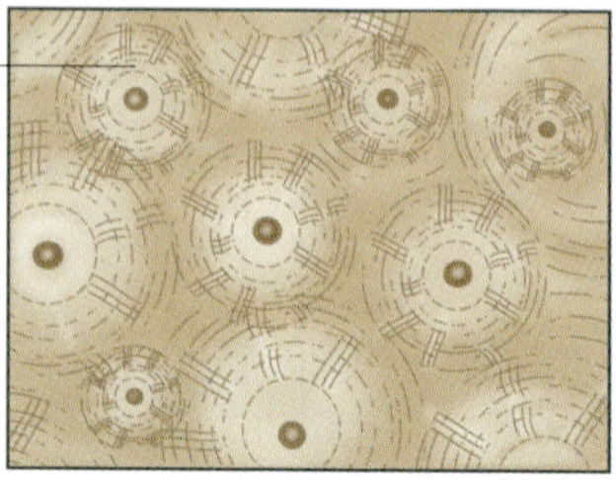

그림 2.5 뼈의 구조.

***혈액**(Blood)*

혈액 또는 *혈관조직*은 결합조직으로 분류되는데, 그 이유는 혈액이 혈액 세포와 *혈장*으로 불리는 혈액 세포를 둘러싸는 무기질에 의해 둘러싸여 있기 때문이다. 혈액의 "섬유"는 혈액 응고 동안에만 보이는 용해성 단백질 분자이다. 혈액은 전형적인 결합조직이 아니다; 혈액은 심혈관계를 위한 운반 장치로서, 영양분, 노폐물, 호흡 가스 등을 전신에 걸쳐 운반한다.

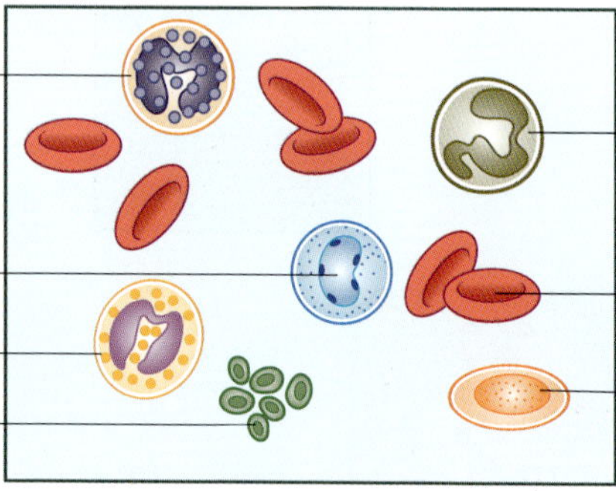

그림 2.6 혈액의 구조.

근조직 Muscle Tissue

*근조직*은 75%의 물과 20%의 단백질로 구성되어 있으며, 무기염, 글리코겐, 지방 등이 나머지 5%를 차지한다. 이 책이 근골격계의 해부학을 주로 다루도록 설계되어 있기 때문에, 다른 근조직에 대해서는 간단하게 설명하고 있다. 골격근에 대해서는 나중에 다시 자세히 설명할 것이다(7장 참고).

근육의 종류와 기능 (Muscle Types and Functions)

근조직에는 3 종류의 근조직이 있다: 평활근, 심근, 골격근. 모든 근세포는 가늘고 긴 모양을 띠기 때문에, *근섬유*(muscle fibers)라고도 불린다.

평활근/민무늬근/불수위근(Smooth/Unstriated/Involuntary Muscle)

*평활근 세포*는 보통 방추형이며 시트나 층의 형태로 배열된다. 평활근은 위, 소장, 대장, 혈관 및 자궁 등의 장기 안에서 발견된다.

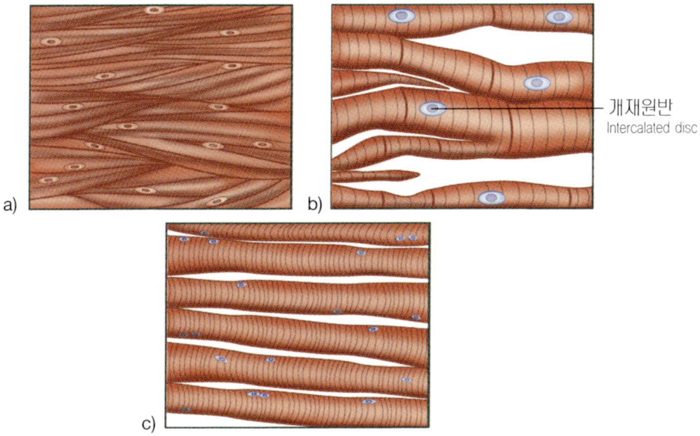

그림 2.7 근육의 구조: (a) 평활근; (b) 심근; (c) 골격근.

혈관의 평활근은 동맥의 혈액을 이동시킬 뿐만 아니라, 장기와 관을 통해 물질을 짜내기 위해 수축한다. 이들 근육은 불수의적으로 조절된다(비록 어떤 사람들이 평활근의 수축을 조절하기 위해 자신의 마음을 훈련할 수 있다고 할지라도). 구토와 출산 때의 수축과 같은 예외적 상황은 있지만, 대개 수축은 부드럽고 율동적으로 이루어진다.

심근/줄무늬근/불수의근 *(Cardiac/Striated/Involuntary Muscle)*

*심근*은 심장에서만 있고, 심장을 펌프하기 위해 존재하며, 불수의적으로 조절된다. 구조적으로, 심근은 줄무늬를 띠고 *개재원반*으로 알려진 원반에 의해 분리되는 분지 섬유(branching fibers)로 구성된다.

골격근/줄무늬근/수의근 *(Skeletal/Striated/Voluntary Muscle)*

골격근(*체성 근육*으로 불림)은 골격에 부착되거나 골격을 덮고 있다. 골격근은 수의적으로 조절된다. 골격근은 쉽게 피로해지지만, 강화될 수 있다. 그들은 강력하고 빠른 수축과 더 길고 지속적인 수축을 할 수 있다. 이들 근육은 우리로 하여금 강한 힘을 발휘하도록 하고, 또 통제된 미세한 운동을 일으키도록 만든다.

참고: 근육이 수축할 때 모든 근육은 열을 발생하고, 이 열은 정상 체온을 유지하는데 매우 중요하게 작용한다. 전체 체열의 85%는 근수축에 의해 발생하는 것으로 추정된다.

3 장

뼈 Bones

우리는 대략 350개의 뼈를 가지고 태어나지만, 사춘기까지 이들 중의 일부 뼈는 점차 융합되어 우리는 206개의 뼈만 가지게 된다. 이들 뼈는 신체의 지지성 구조물을 형성하며, *내성 골격*으로 총칭된다(*외성 골격*은 많은 무척추동물에서 잘 발달되어 있지만, 사람에게는 오직 치아, 손톱과 털만으로 존재한다). 완전히 발달된 뼈는 신체에서 가장 단단한 조직이며, 20%의 물, 30–40%의 유기물, 그리고 40–50%의 무기질로 구성된다.

뼈의 발달과 성장 Bone Development and Growth

대다수의 뼈는 연골의 토대(아래 참고)에서 형성되며, 연골은 석회화된 후, 진정한 뼈를 형성하기 위해 골화된다. 이런 과정은 다음의 4 단계를 통해 일어난다:

1. *골아세포*로 불리는 뼈를 형성하는 세포는 배아기의 두 번째 달이나 세 번째 달 동안 활성화된다.
2. 초기에, 골아세포는 세포 사이의 기질을 만들고, 기질은 섬유단백인 *교원질* 안에 풍부하게 존재한다. 교원질은 그 조직을 튼튼하게 만든다. 효소는 칼슘 화합물이 기질 내에 축적되도록 만든다.
3. *세포간질*은 뼈를 유지하지만 새로운 뼈를 생성하지 못하는 골세포가 되도록 골세포 주변에서 굳어진다.

4. *파골세포*로 불리는 다른 세포들은 뼈를 분해하고, 재형성하고, 복구하는데, 이런 과정은 일생 동안 계속되지만 나이가 들수록 느려진다. 결과적으로, 노인의 뼈들이 더 약하고 더 쉽게 파손된다.

간단히 말해, 골아세포와 파골세포는 각각 뼈를 형성하고 분해하는 세포로서, 필요에 따라 뼈가 매우 천천히 형태와 강도에 적응할 수 있도록 만든다.

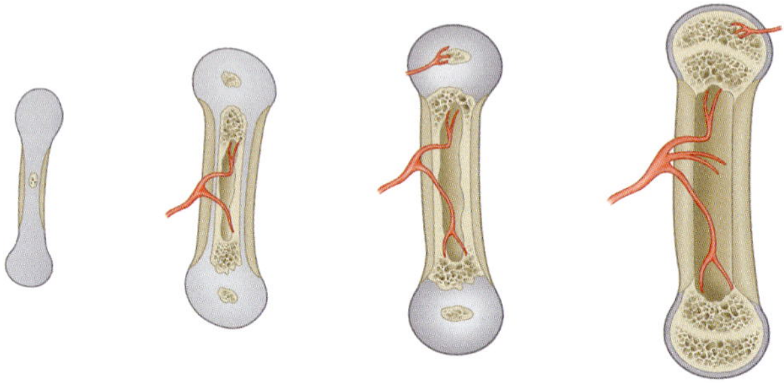

그림 3.1 뼈의 발달과 성장.

연골 Cartilage

연골(gristle)은 나중에 뼈로 대체되는 일시적인 형성이나 뼈를 위한 영구적인 보충제로서 존재한다. 그러나 연골은 뼈만큼 단단해지거나 강해지지 않는다.

연골은 살아 있는 *연골세포*로 구성되고, 이런 연골세포는 골강 안에 들어 있고 교원질이 풍부한 세포간질에 의해 둘러싸여 있다. 연골은 상대적으로 무혈관성(혈관에 의해 침투되지 않음)이며, 주로 주변의 체액에 의해 영양공급을 받는다. 연골에는 3가지 주요 유형이 있다: 초자연골, 백색의 섬유연골 및 황색의 섬유연골.

초자연골 (Hyaline Cartilage)

*초자연골*은 많은 뼈가 발달할 수 있는 연골의 일시적인 토대를 형성하고, 이후에는 뼈와 관련하여 다음과 같이 존재한다:

- 윤활관절의 관절연골.
- 성장 중인 뼈의 연골판.
- 흉골의 검상돌기(가장 나중에 골화하거나 전혀 골화하지 않는)와 늑연골.

또한 초자연골은 비중격, 대부분의 후두 연골, 기관과 기관지의 지지성 고리에도 존재한다.

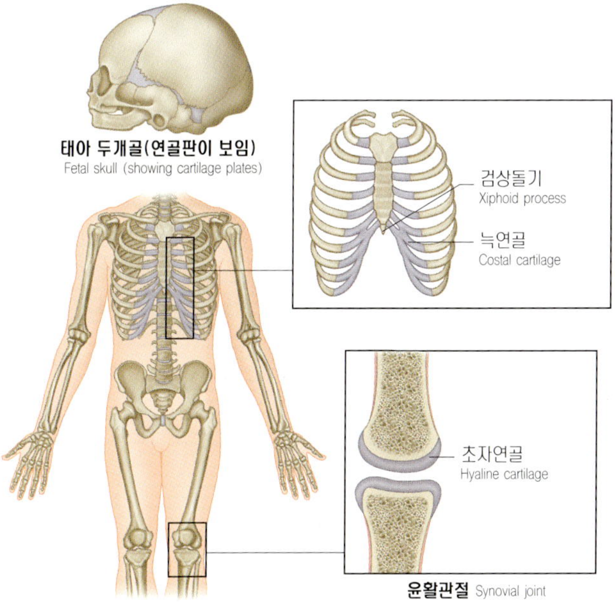

그림 3.2 초자연골이 있는 신체 부위.

백색 섬유연골 (White Fibrocartilage)

*백색 섬유연골*은 백색의 섬유조직을 포함하고 있고, 초자연골보다 탄성과 장력의 강도가 크다. 백색 섬유연골은 다음과 같은 곳에서 발견된다:

- 몇몇 건 안에 있는 종자연골
- 수근관절과 흉쇄관절 안에 있는 관절원반
- 견관절과 고관절의 함몰을 더 깊게 만드는 관절순
- 슬관절 안에 있는 2개의 반월판
- 이웃한 추체사이의 추간판
- 치골결합에서 양쪽 볼기뼈를 연결하는 연골판

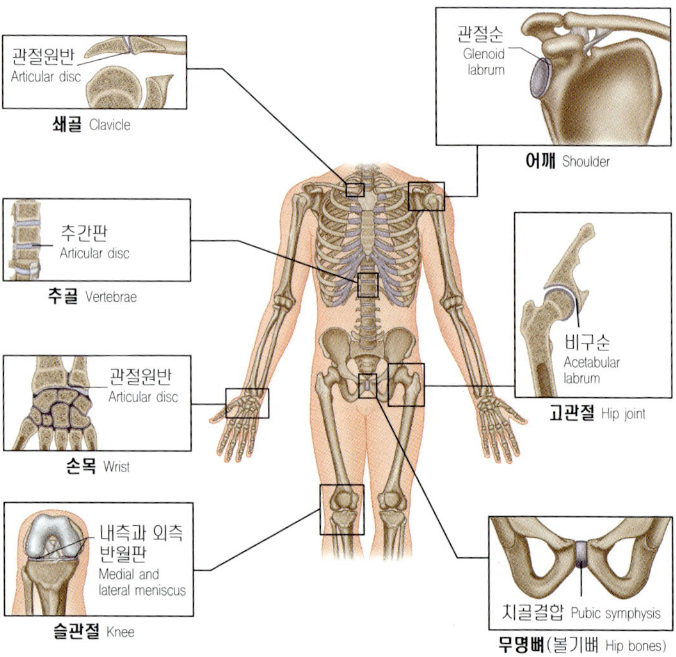

그림 3.3 백색의 섬유연골이 있는 신체 부위.

황색 섬유연골 (Yellow Fibrocartilage)

*황색 섬유연골*은 황색의 탄성섬유를 포함하고 있고, 다음과 같은 곳에서 발견된다:

- 외이
- 중이의 청력관
- 후두개

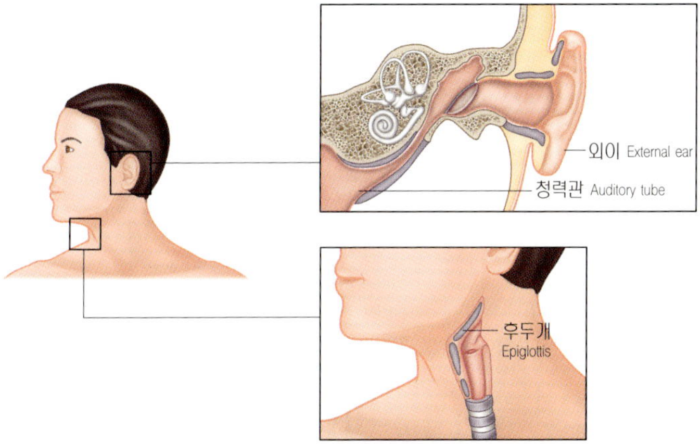

그림 3.4 황색의 섬유연골이 있는 신체 부위.

뼈의 기능 Functions of Bones

뼈는 지지, 보호, 움직임, 저장 및 혈액세포 형성 등을 포함한 여러 가지 기능을 가지고 있다.

지지 (Support)

우리의 뼈는 신체의 모든 부드러운 기관을 지지하고 고정시키는 단단한 틀을 제공한다. 우리의 다리는 몸통, 머리, 팔을 지지하고, 늑곽은 흉벽을 지지한다.

보호 (Protection)

두개골의 뼈는 뇌를 보호하고, 척추는 척수를 둘러싸고 있다. 흉곽은 심장과 폐와 같은 중요한 장기를 보호한다.

움직임 (Movement)

뼈가 건에 부착되기 때문에, 근육은 신체와 모든 신체 분절을 움직이기 위해 뼈를 지렛대로 사용한다. 뼈와 관절의 배열은 어떤 움직임이 가능한지를 결정한다.

저장 (Storage)

지방은 장골의 중심강에 있는 "황색 골수"로써 저장된다. 뼈 구조물 내에는 무기질이 저장되어 있다. 가장 중요한 무기질은 칼슘과 인이지만, 칼륨, 나트륨, 황, 마그네슘, 구리 등도 저장된다. 저장된 무기질은 유리되어 필요에 따라 신체의 모든 부위로 혈류를 타고 공급된다.

혈액세포 형성 (Blood Cell Formation)

혈액세포 형성의 대부분은 특정 뼈의 "적색 골수강" 안에서 일어난다.

뼈의 종류–치밀도에 따라
Types of Bone—According to Density

치밀골 (Compact Bone)

*치밀골*은 밀도가 높고 육안으로는 매끄러워 보인다. 그러나 현미경을 통해 보면, 치밀골은 *골원*(osteons)으로 불리는 Haversian 시스템의 집합체로 나타난다. Haversian 시스템은 뼈의 장축을 따라 정렬된 길쭉한 원통형을 띠고, 혈관, 임파관, 신경 등을 함유하는 중심의 Haversian 관으로 구성되고, *층판*(lamellae)으로 불리는 구심성 골판에 의해 둘러싸여 있다. 한편, 각 Haversian 시스템은 골기질의 좁은 관들이 모여 있는 집단체이고, 그 다음 시스템 내부 안에 하나씩 들어 있다. 이들 층판 사이에 골강이 존재하며, 여기에는 림프와 골세포가 들어 있다. *골강*(lacunae)은 Haversian 관 안에서

소관계(canaliculi)로 불리는 머리카락과 같은 미세한 관을 통해 임파관에 연결되어 있고, 골세포는 이것을 통해 임파로부터 영양공급을 받는다. 층판의 이런 관 배열은 뼈에 강한 강도를 제공한다.

관통관(perforating canals) 또는 *Volkmann 관*으로 불리는 관이 뼈의 장축과 수직되는 방향으로 주행하고 있고, 뼈 내의 혈관과 신경을 골막에 연결시킨다.

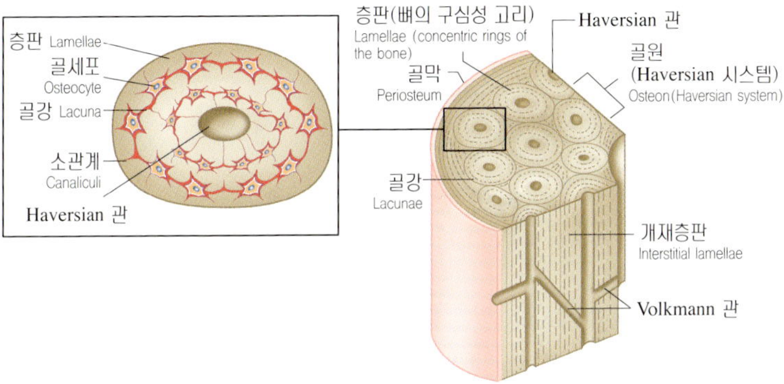

그림 3.5 치밀골의 구조.

해면골 (Spongy (Cancellous) Bone)

*해면골*은 작은 바늘 모양의 골소주로 구성되어 있으며, 이 골소주는 소관계로 서로 연결되고 불규칙하게 배열된 층판과 골세포를 함유하고 있다. 해면골에는 Haversian 시스템이 없지만, 커다란 Haversian 관처럼 생각될 수 있는 많은 열린 공간이 벌집모양으로 구성되어 있다. 이들 공간은 적색 골수나 황색 골수, 그리고 혈관으로 채워져 있다.

이 구조(해면골)는 무게, 자세 변화 및 근육 긴장 등의 스트레스에 반응하여 재배열을 통해 점진적으로 변화할 수 있는 동적 격자를 형성한다. 해면골은 장골의 골단, 추체, 그리고 골수강이 없는 기타 뼈에서 발견된다.

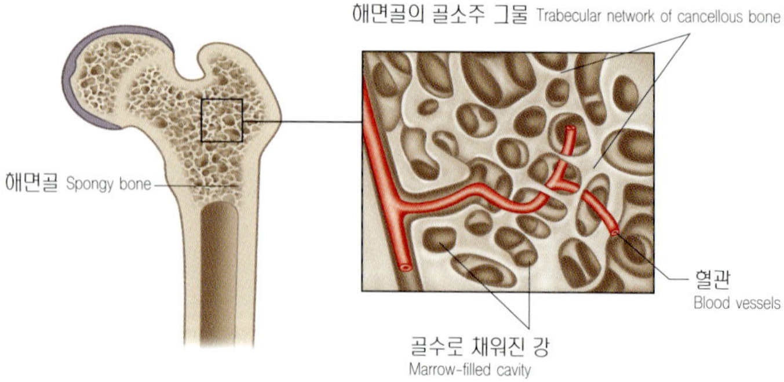

그림 3.6 해면골의 구조.

뼈의 종류-형태에 따라
Types of Bone—According to Shape

불규칙 뼈 (Irregular Bones)

*불규칙 뼈*는 복잡한 형태를 가진다; 그들은 주로 얇은 치밀골 층에 의해 둘러싸여 있는 해면골로 구성된다. 예: 일부 두개골, 추골 및 무명골(볼기뼈).

편평골 (Flat Bones)

*편평골*은 얇고 납작한 뼈이며 주로 휘어져 있다. 그들은 두 개의 얇은 치밀골 사이에 끼어 있는 해면골 층을 가진다. 예: 대부분의 두개골, 늑골 및 흉골.

단골 (Short Bones)

*단골*은 일반적으로 정육면체 모양이며, 대부분의 해면골로 구성되어 있다. 예: 수근골과 족근골.

종자골(A sesamoid bone)은 건(힘줄)내에 형성되거나 심겨 있는 특별한 형태의 단골이다. 예: 슬개골(슬관절)과 손목 주름의 내측 끝에 있는 두상골(pisiform).

장골 (Long Bones)

장골은 너비보다 길이가 더 길다; 그들은 몸통을 가지고 있고, 몸통의 양쪽 끝에 머리도 가지고 있다. 장골은 거의 대부분이 치밀골로 구성된다. 예: 손목, 손, 발목 및 발을 제외한 팔다리의 대부분을 형성하는 뼈(비록 손가락과 발가락의 뼈들도 작은 장골이지만).

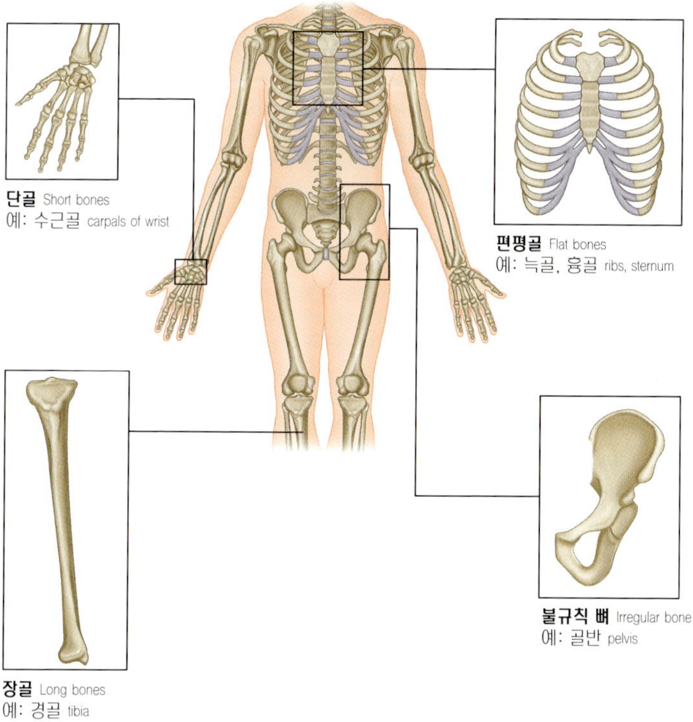

그림 3.7 뼈의 형태.

장골의 성분
Components of a Long Bone

장골 내에서의 연골 변환은 골간의 중심에서 시작한다. 2차 골형성 센터는 나중에 뼈 끝을 가로질러 발달한다. 이들 성장 센터로부터, 뼈는 아동기와 청소년기 동안 지속적으로 성장하고, 20대 초반에 성장을 멈추어 성장 부위가 딱딱해진다.

골간 (Diaphysis)

*골간*은 장골의 몸통 또는 중심 부분이고, 치밀골에 의해 둘러싸여 있는 골수강(골수로 채워져 있는 공간)을 가지고 있다. 골간은 1개 이상의 1차 골화 지점으로부터 형성되고, 1개 이상의 영양 동맥으로부터 영양을 공급받는다.

골단 (Epiphysis)

*골단*은 장골의 끝 부위이거나, 또는 연골에 의해 미성숙 뼈의 골간으로부터 분리되는 뼈의 부분이다. 골단은 2차 골화 지점으로부터 형성되고, 주로 해면골로 구성된다.

골단선 (Epiphyseal Line)

*골단선*은 어린 뼈 또는 성장중인 뼈에서 나타나는 골단판(초자연골의 납작한 판)의 잔재이다. 사춘기의 끝 무렵, 장골의 성장은 멈추고, 골단판은 완전히 뼈로 대체되면서, 이전 위치를 알려주는 선으로만 남게 되는 것이다.

관절연골 (Articular Cartilage)

*관절연골*은 성인 뼈의 연골성 과거에 대해 유일하게 남아 있는 증거이며, 윤활관절 내에서 2개의 뼈가 만나는 지점이다. 관절연골은 부드럽고 매끄러운 다공성이며, 감각신경과 혈관의 공급이 없다. 이들 연골의 유형은 움직임에 의해 자극을 받게 되고, 이런 움직임이 윤활액, 산소 및 영양분의 흡수를 돕는다.

참고: 골관절염의 퇴행성 과정과 류마티스 관절염의 후기 단계에는 관절연골의 파괴가 수반된다.

골막 (Periosteum)

*골막*은 혈관이 존재하는 섬유성 결합조직의 막이며, 감각신경이 풍부한 이중 층으로 구성되어 뼈의 표면을 둘러싸고 있다. 바깥층은 치밀 불규칙 결합조직으로 구성된다. 뼈와 직접 붙어 있는 속층은 주로 뼈를 형성하는 골아세포와 뼈를 파괴하는 파골세포로 구성되어 있다.

골막에는 신경섬유, 림프관 및 혈관 등이 영양관을 통해 뼈 안으로 들어간다. 영양관은 *Sharpey 섬유*로 알려진 교원질 섬유에 의해 뼈에 부착되고, 건과 인대를 위한 앵커 지점을 제공한다.

골수강 (Medullary Cavity)

*골수강*은 골간의 공간(즉, 장골의 중심 부분)이다. 어린 시절의 골수강은 적색 골수를 함유하고 있지만, 뼈가 성숙해지면 대부분의 뼈는 황색 골수를 함유하게 된다.

적색 골수 (Red Marrow)

*적색 골수*는 다양한 발달 형태에서 적혈구와 백혈구를 함유한 붉은 젤성 물질이다. 적색 골수강은 일반적으로 장골과 편평골의 해면골에서 발견된다.

성인의 경우, 새로운 적혈구를 생성하는 적색 골수는 대퇴골두와 상완골두에서만 발생하고, 보다 중요한 것은 흉골과 같은 편평골과, 무명골과 같은 불규칙 뼈에서도 발생된다는 것이다. 이들은 혈액형성 조직에 문제가 의심될 때, 적색 골수 샘플을 얻기 위해 일반적으로 사용되는 지점이다.

황색 골수 (Yellow Marrow)

*황색 골수*는 더 이상 혈액세포를 생성하지 못하는 지방조직이다.

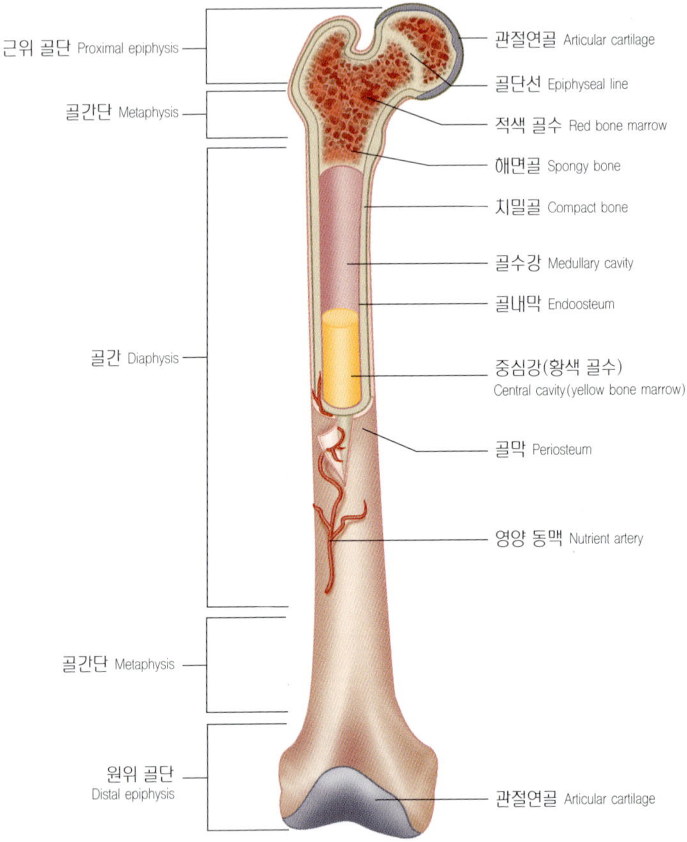

그림 3.8 장골(대퇴골)의 구성.

뼈 표식점 Bone Markings

뼈 표식점은 아래와 같이 3개의 넓은 범주로 나누어진다.

1. 근육과 인대의 부착 지점인 뼈의 돌출 부위

전자*(Trochanter)*

*전자*는 매우 크고, 뭉툭하며, 불규칙한 모양의 돌출 부위이다. 유일하게 대퇴골에서만 존재한다.

조면*(Tuberosity)*

*조면*은 커다란 둥근 돌출 부위이며, 거친 표면을 가질 수도 있다. 주요 예는 경골(경골조면)과 좌골(좌골조면)에 위치한다.

결절*(Tubercle)*

*결절*은 작은 둥근 돌출 부위이며, 거친 표면을 가질 수도 있다.

능*(Crest)*

*능(능선)*은 좁은 능선으로 뼈의 돌출 부위이다. 이것은 대개 뚜렷한 편이고, 장골릉이 대표적인 능이다.

연*(Border)*

*연(경계면)*은 경계선 또는 가장자리를 의미하거나, 두 면을 분리하는 뼈의 좁은 능선을 의미한다.

극 또는 극돌기*(Spine or Spinous Process)*

*극 또는 극돌기*는 뾰족하고 가느다란 형태의 돌출 부위이다. 좋은 예는 추골의 극돌기, 견갑골과 엉덩뼈의 극(가시)이다(ASIS, PSIS 등).

상과*(Epicondyle)*

*상과*는 주관절 부위의 상완골에서 위치하며, 약간 상승된 형태이고, 과(condyle)의 위쪽에 위치한다.

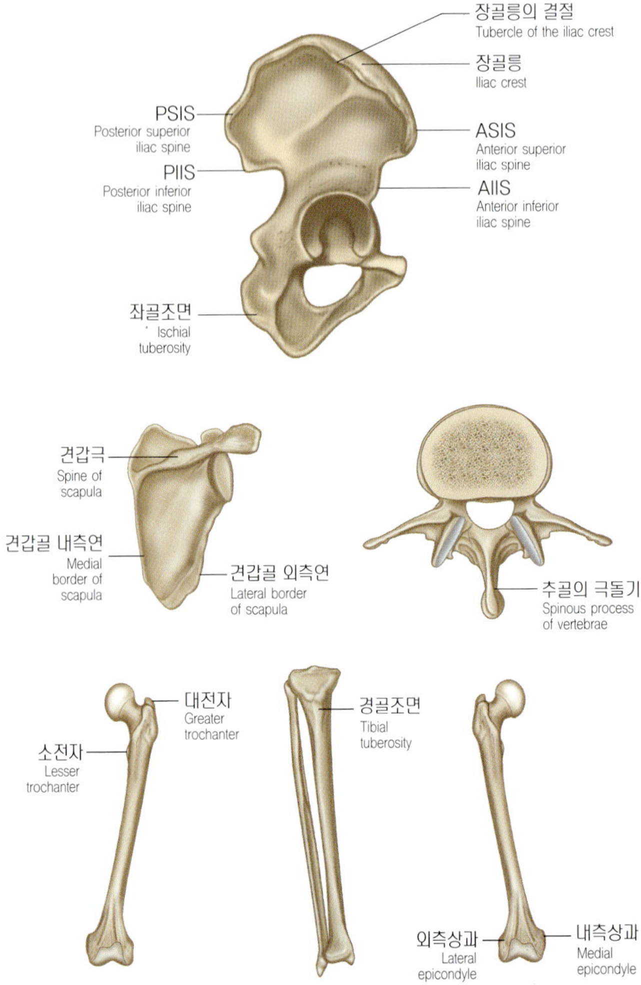

그림 3.9 근육과 인대의 부착점인 뼈의 돌출부위.

2. 관절을 형성하는데 도움을 주는 뼈 돌출 부위

두(Head)

*두(머리)*는 일반적으로 둥글게 팽창된 부위이며, 뼈의 한쪽 끝단에 위치한다. 예: 비골두 – 슬관절 바로 밑에서 경골과 관절을 이루는 부위이다.

파셋(관절면, Facet)

*파셋*은 뼈의 한쪽 끝에 있는 매끈하고 납작한 면이며, 다른 뼈와 관절을 이룬다.

***과**(Condyle)*

*과*는 커다란 둥근 돌출 부위이고, 다른 뼈와 관절을 이룬다(슬관절에서 발견되는 것처럼).

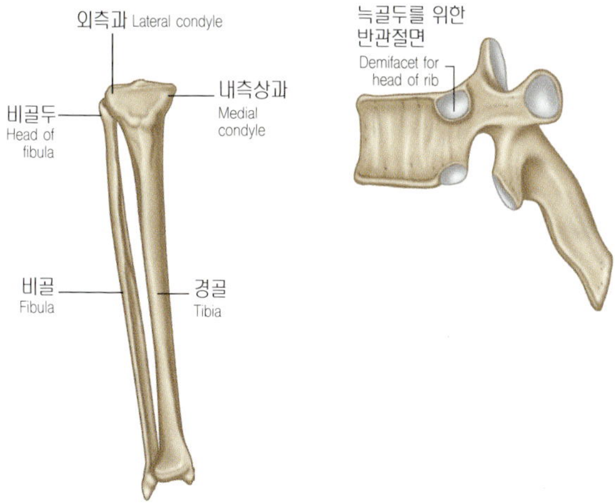

그림 3.10 관절을 형성하는데 도움을 주는 뼈 돌출 부위.

3. 혈관과 신경이 지나갈 수 있도록 돕는 함몰과 구멍

동(*Sinus*)

동은 뼈 속에 있는 공간으로서, 공기로 채워져 있고, 막으로 덮여 있다(주로 두개골에서 많이 발견됨).

와(*Fossa*)

와는 얕은 대야와 같은 함몰 부위이며, 종종 관절면으로 사용된다.

공(*Foramen*)

공은 뼈를 관통하는 원형이나 난원형의 구멍이다(특히, 천골에서 뚜렷함).

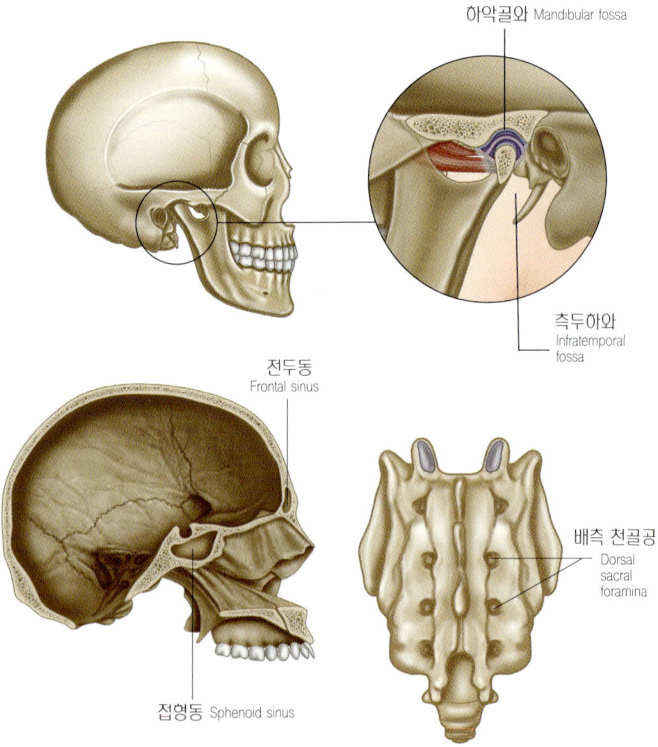

그림 3.11 혈관과 신경이 지나갈 수 있도록 돕는 함몰과 구멍.

4 장

축성 골격 The Axial Skeleton

두개골 – 뇌두개골과 안면골로 구성

The Skull, Comprising the Cranium and the Facial Bones

두개골은 귀속의 이소골을 제외한, 22개의 뼈로 이루어져 있다. 아래턱을 형성하는 하악골을 제외한, 두개골의 뼈는 봉합에 의해 서로 연결되어 있어서 움직임이 일어나지 않는 머리뼈를 형성한다. 두개골은 위쪽의 돔 부분(두개관, calvaria)과 두개강의 바닥을 형성하는 바닥 부분, 그리고 아래–앞쪽 부분(내장두개골, viscerocranium)으로 나누어진다.

두개관 (Calvaria)

*두개관*은 8개의 커다란 납작한 뼈로 구성되어 있다; 한쌍으로 된 2개의 뼈(측두골과 두정골), 1개로 이루어진 4개의 뼈(전두골, 후두골, 접형골 및 사골). 이들 뼈는 뇌를 보호하는 컨테이너를 형성한다.

두정골 *(Parietal)*

*두정골*은 두개골의 최상부와 측면의 벽을 형성한다. 2개의 두정골은 정중앙에서 만나 시상봉합을 형성하고, 전두골과 만나 관상봉합을 형성한다.

측두골 *(Temporal)*

*측두골*은 두정골 밑에 위치한다. 측두골에는 3개의 주요 뼈 표식점이 있다: (1) *경상돌기*(styloid process) – 유두돌기 앞에 위치하고, 많은 목 근육이 부착하는 날카로운 바늘 모양의 돌기이다; (2) *관골돌기*(zygomatic process) – 하악골의 바로 위에 위치하고, 관골과 연결되는 가느다란 교각 형태의 뼈. (3) *유두돌기*(mastoid process) – 경상돌기의 뒤쪽과 아래쪽에 위치하는 돌기이다(귓볼 바로 뒤쪽에 위치함).

전두골*(Frontal)*

*전두골*은 이마, 눈썹 밑의 골성 돌기, 그리고 좌우 안와의 상부를 형성한다.

후두골*(Occipital)*

*후두골*은 두개골의 가장 뒤쪽에 있는 뼈이다. 후두골은 두개골의 후벽과 뒤쪽 바닥을 형성하고, 앞쪽으로는 두정골과 연결되어 람다봉합(lambdoid suture)을 형성한다. 후두골의 바닥에는, *대공*(foramen magnum)으로 불리는 큰 구멍이 있고, 이곳을 척수가 통과하여 뇌와 연결된다. 대공의 각 좌우에는 *후두과*(occipital condyles)가 있는데, 이것은 1번 경추(*환추*) 위에 놓인다.

접형골*(Sphenoid bone)*

*접형골*은 나비 모양의 뼈로 두개골의 폭을 형성하고, 두개골저의 일부를 형성한다. 접형골의 일부는 두개골의 측면에 있는 안와의 일부를 형성한다.

사골*(Ethmoid bone)*

*사골*은 접형골의 앞쪽과 전두골의 아래쪽에 있는 유일한 뼈이다. 사골은 비중격과 비갑개의 상내측을 형성한다.

내장두개골(안면골, Viscerocranium)

얼굴은 13개의 뼈로 구성되며, 그중 12개의 뼈가 쌍을 이루고 있다. 얼굴을 형성하는 뼈 중에서 한쌍으로 된 뼈는 비골, 구개골(입천장뼈), 관골, 누골, 상악골, 하비갑개 등이다. 1개의 뼈로 이루어진 뼈는 서골(보습뼈)이다.

비골*(Nasal)*

비골(코뼈)는 작은 직사각형의 뼈로서 콧등을 형성한다(코의 아래쪽 부분은 연골로 구성되어 있다).

구개골*(Palatine)*

L자 모양의 구개골은 상악골과 익상돌기(접형골) 사이에 있는 비강의 뒤쪽에 위치한다.

관골*(Zygomatic bone)*

*관골*은 "*cheekbones*"로도 더 많이 알려져 있다. 관골은 안와 측벽의

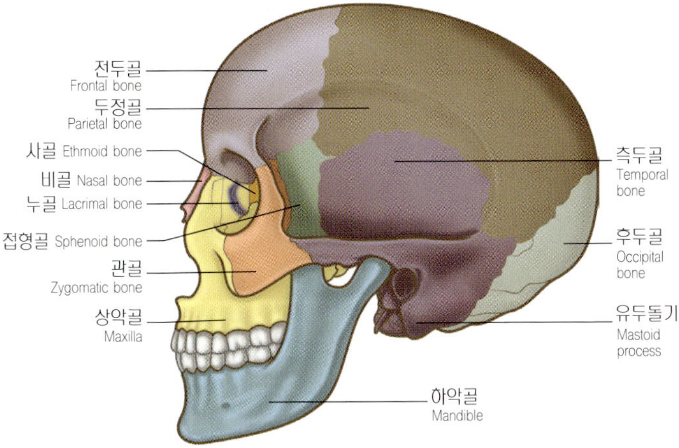

그림 4.1 두개골을 형성하는 뼈(측면).

큰 부분을 형성한다.

누골*(Lacrimal bone)*

누골은 안면골 중 가장 작은 뼈이며, 안와의 안쪽에 위치한다. 누골은 2개의 면과 4개의 경계면을 가지고 있다.

상악골*(Maxilla)*

2개의 상악골은 위턱을 형성하기 위해 융합되어 있다. 윗니가 상악골에 박혀 있다.

하비갑개*(Inferior Nasal Concha)*

하비갑개는 비중격에 붙어 있고, 비강을 2개의 양측 해부학적 동굴로 나눈다.

서골*(Vomer)*

서골은 안면골 중에서 유일하게 1개로 이루어진 뼈이며, 비강 안에서 수직으로 주행하여 비강을 좌우로 나눈다. 서골은 비중격의 일부이다.

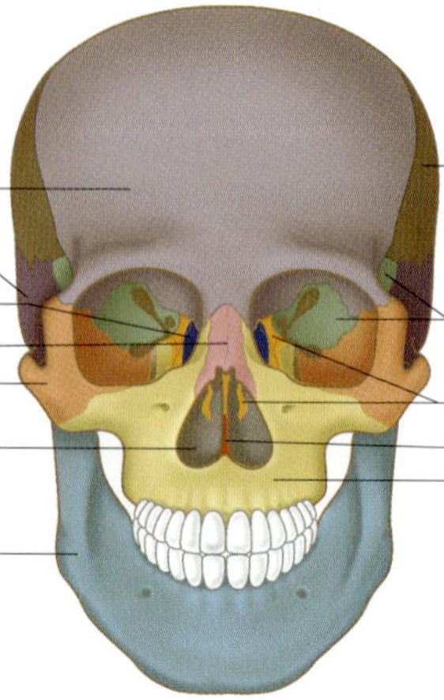

그림 4.2 두개골을 형성하는 뼈(전면).

하악골*(Mandible)*

비록 하악골이 뇌두개골이나 안면골의 범주에 포함되지 않지만, 하악골은 두개골 중에서 가장 강한 뼈이다; 하악골은 얼굴의 측면에서 측두골과 연결되는 두개골 안에서 유일한 가동관절이다. 하악골의 수평 부분에 해당되는 하악골체가 턱을 형성한다. 하악골의 2개 수직 형태의 막대는 가지(ramus)로 불리며, 측두골과 하악골을 연골하기 위해 하악골체로부터 돌출되어 있다. 아랫니가 하악골에 박혀 있다.

척주 The Vertebral Column (Spine)

척주는 총 33개의 추골로 되어 있다:

7개의 **경추**; 12개의 **흉추**–12개의 늑골과 관절을 형성한다; 5개의 **요추** – 가장 크고 체중부하를 담당하는 추골; 천추 – 5개의 **천골**이 하나의 뼈로 융합된 것(참고; 천추의 구멍은 각 천골 사이의 원래 틈에 해당된다); 삼각형의 미골 – 3~4개의 **미골**이 융합된 것이다.

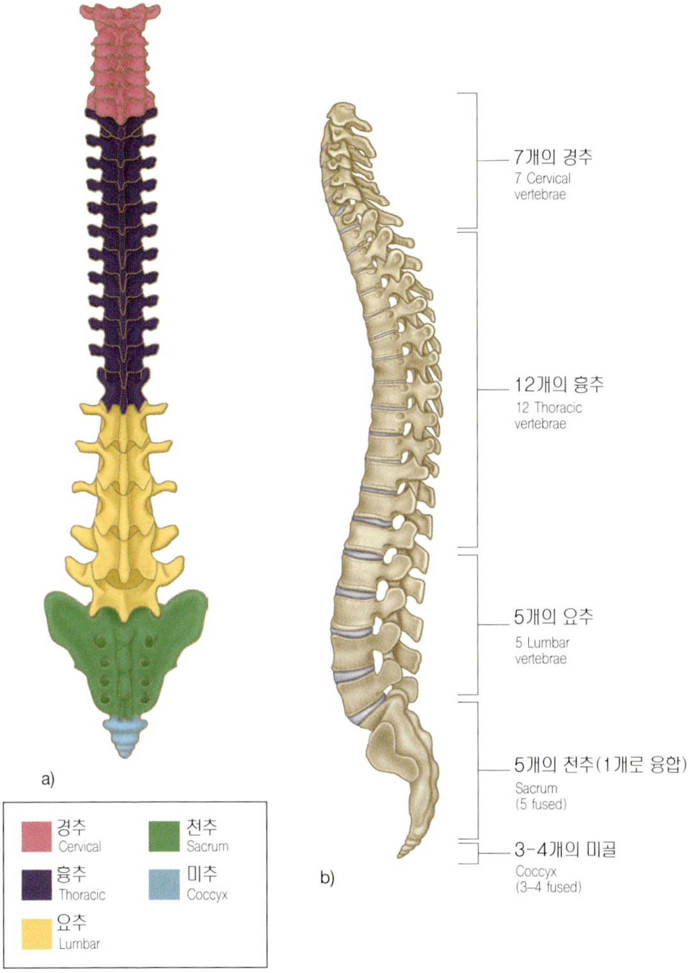

그림 4.3 척주: (a) 후면; (b) 측면.

전형적인 추골 (Typical Vertebra)

전형적인 추골에 있는 추체, 추궁, 추공, 횡돌기, 극돌기 및 상관절돌기와 하관절돌기 등이 있다. 추체는 원반 모양이고, 추골의 체중부하를 담당한다.

*추체*는 척주의 앞쪽 부분에 해당한다. 척주에서 무게를 지탱하는 양이 아래쪽으로 내려갈 수 있도록 증가하기 때문에, 추체의 크기도 아래쪽으로 내려갈수록 커진다. 예를 들어, 요추의 추체가 경추의 추체보다 훨씬 큰 편이다.

*추궁*은 추공의 가쪽과 뒤쪽 부분을 형성하고, 추궁근(pedicle)과 추궁판(laminae)을 형성한다. 2개의 추궁근은 추궁을 추체에 연결하고, 2개의 추궁판은 추궁의 지붕을 형성하기 위해 추궁근에서 뻗어나온다.

모든 추골의 *추공*은 함께 연결되어 척추관을 형성하고, 척수가 척추관을 통과하고 있다.

*횡돌기*는 좌우 추궁근과 추궁판의 이음부로부터 뒤가쪽으로 뻗어나오고, 늑골과 관절을 이루는 지점이 된다.

*극돌기*는 추궁의 뒤쪽 부분에서 나온 1개의 돌기이다. 경추의 경우, 극돌기는 짧고, 끝이 2개로 갈라져 있다(이런 갈래는 고래의 꼬리처럼 생겼다). 흉추의 극돌기는 아랫방향으로 급경사진 1개의 가느다란 돌기이다. 요추의 극돌기는 두꺼운 쐐기모양을 띤다.

*상관절돌기/하관절돌기*는 추공의 가쪽에 위치한 한쌍의 돌기이다. 위아래로 이웃한 추골들이 이들 돌기를 통해 관절을 이룬다.

다음 페이지의 그림들은 주요 추골의 형태와 특징을 잘 보여주기 위해 다양한 각도에서 바라본 그림이다.

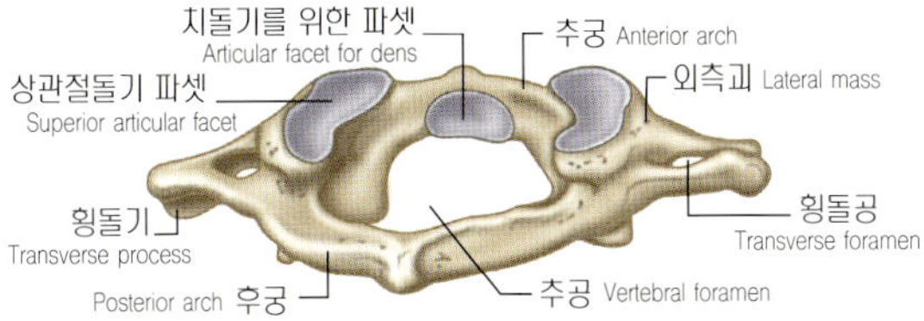

그림 4.4 환추(C1): 상후면.

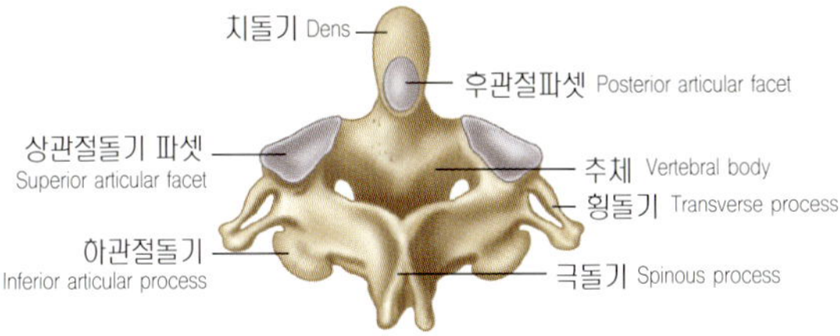

그림 4.5 축추(C2): 상후면.

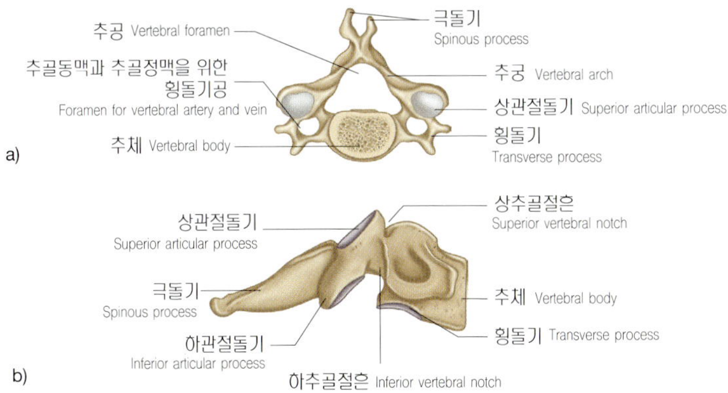

그림 4.6 (a) 5번 경추(상면); (b) 6번 경추(측면).

a)

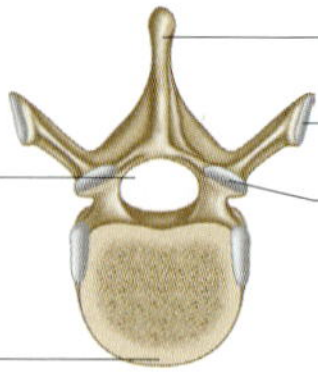

b)

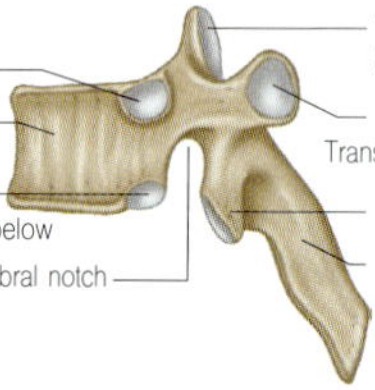

그림 4.7 (a) 6번 흉추(상면); (b) 6번 흉추(측면).

a)

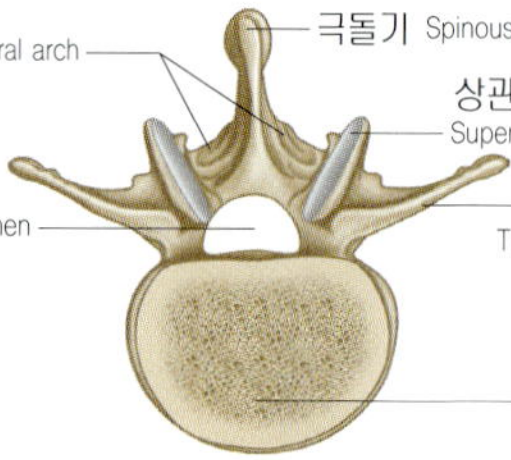

b)

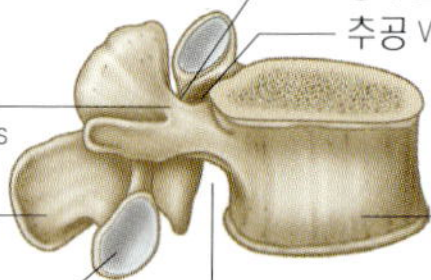

그림 4.8 (a) 3번 요추(상면); (b) 3번 요추(측면).

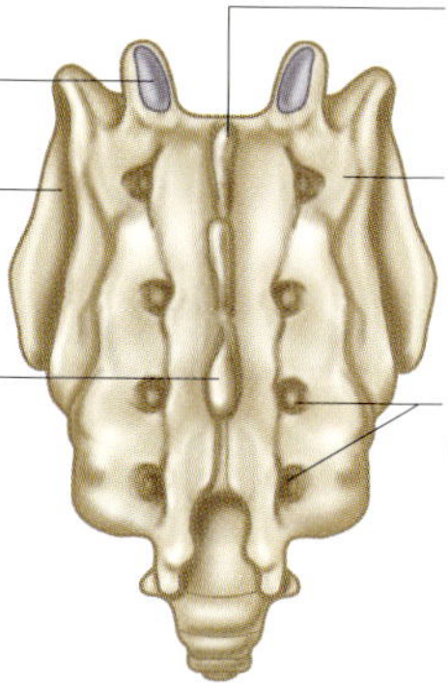

그림 4.9 천골: 후면.

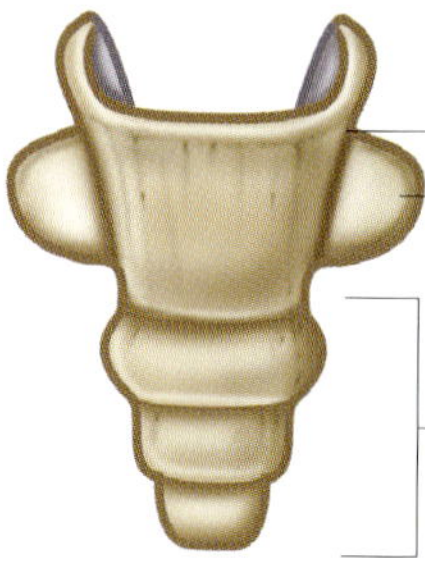

그림 4.10 미골: 후면.

골성 흉곽 The Bony Thorax

흉골 (The Sternum)

*흉골*은 흔히 *가슴뼈*로 알려져 있다. 흉골은 사실 3개의 뼈가 융합된 것이다: 흉골병, 흉골체 및 검상돌기.

참고: 흉골은 늑연골을 통해 상위 7쌍의 늑골과 연결된다. 흉골병(Manubrium)은 검의 손잡이를 의미한다; 검상돌기는 칼모양을 의미한다.

늑골 (The Ribs)

늑골은 총 12쌍으로 구성되며, 진성 늑골, 가성 늑골 및 부유 늑골 등으로 나누어진다:

- *진성 늑골:* 상위 7쌍의 늑골이고, 늑연골을 통해 직접 흉골에 부착한다.
- *가성 늑골:* 그 다음 3쌍의 늑골이며, 이들 늑골의 늑연골은 흉골에 부착하는 것이 아니라, 7번 늑연골에 부착한다.
- *부유 늑골:* 마지막 2쌍의 늑골이며, 늑연골이나 흉골에 부착하지 않는다.

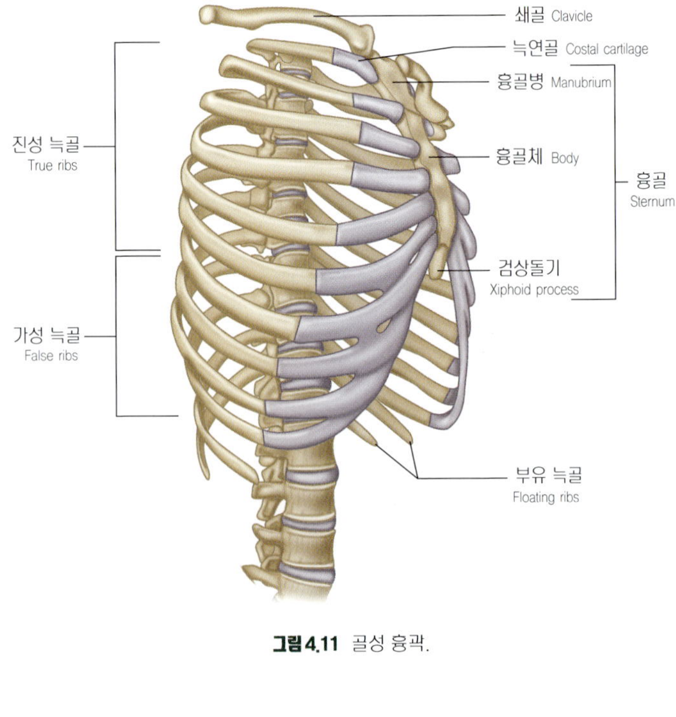

그림 4.11 골성 흉곽.

5 장

부속 골격 The Appendicular Skeleton

상지대(견갑대) The Pectoral Girdle

참고: 참고하기 쉽도록 일부 연부조직(예: 연골, 건막, 인대 및 건)을 적절한 곳에서 포함한다.

쇄골 (Clavicle)

*쇄골*은 "collarbone"으로도 알려져 있다. 쇄골은 가느다란 이중 만곡을 가진 뼈이고, 쇄골의 내측 부위는 흉골병(흉쇄관절)에 부착하고, 쇄골의 외측 부위는 견갑골의 견봉(견쇄관절)에 부착한다.

견갑골 (Scapula)

*견갑골*은 일반적으로 "*shoulder blade*"로 알려져 있고, 2번 흉추에서 7번 흉추사이에 걸쳐 흉곽 뒤쪽에 위치하는 커다란 삼각형의 편평골이다. 견갑골은 쇄골과 상완골과 관절을 이루고 있고, 4개의 주요 뼈 표식점을 가지고 있다:

1. *견갑극*(Spine): 견갑골의 후면에 있는 날카롭고 뚜렷한 능선이며, 이것은 쉽게 촉지가 가능하다.
2. *견봉*(acromion): 견갑골의 측면 끝단에서 전방으로 돌출된 커다란 돌기이며, 어깨를 알려주는 지점이 된다.
3. *오구돌기*(Coracoid process): 견갑골의 상연에서 전방으로 돌출된 돌기이다.
4. *관절와*(Glenoid fossa): 견갑골의 외측면(측각)에 있는 얕은 함몰부위로서, 상완골두와 관절을 이룬다.

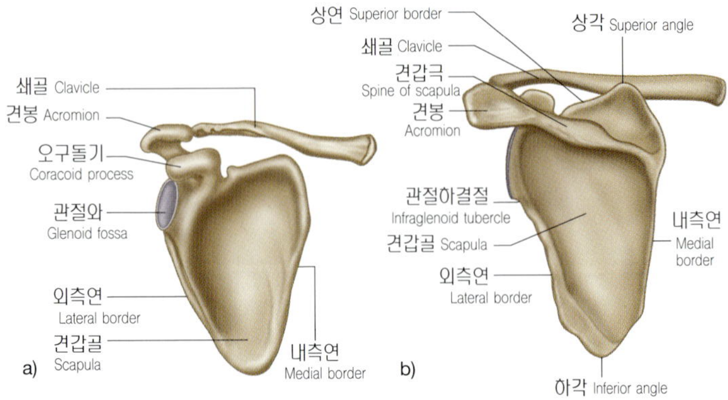

그림 5.1 (a) 쇄골과 견갑골(전면); (b) 견갑골(후면).

상지 The Upper Limb

상완골 (Humerus)

*상완골*은 상지의 뼈 중에서 가장 길고 큰 뼈이다. 상완골의 근위 부분은 견갑골(관절와)과 관절을 이룬다. 상완골의 원위 부분에는 활차(실패 모양)와 소두가 있고, 이들은 주관절의 일부를 형성하고 요골과 척골과 관절을 이룬다. 활차의 각 측면에는 내측상과와 외측상과가 있고, 이들은 쉽게 촉지가 가능하다.

요골 (Radius)

*요골*은 전완에 있는 2개 뼈 중의 하나이고, 전완의 외측(엄지쪽)에 위치한다. 요골의 근위 부분인 요골두는 상완골의 소두와 관절을 형성한다. 회내를 할 때 요골이 척골 위로 교차한다.

척골 (Ulna)

*척골*은 전완의 2개 뼈 중에서 새끼손가락 쪽에 있는 내측의 뼈이다. 척골의 근위 끝단에는 2개의 돌기가 존재한다: 관상돌기와 주두. 이들 돌기는 상완골 활차의 내측 2개 둥근 실패와 맞물린다. *관상돌기*는 척골의 근위 끝단에서

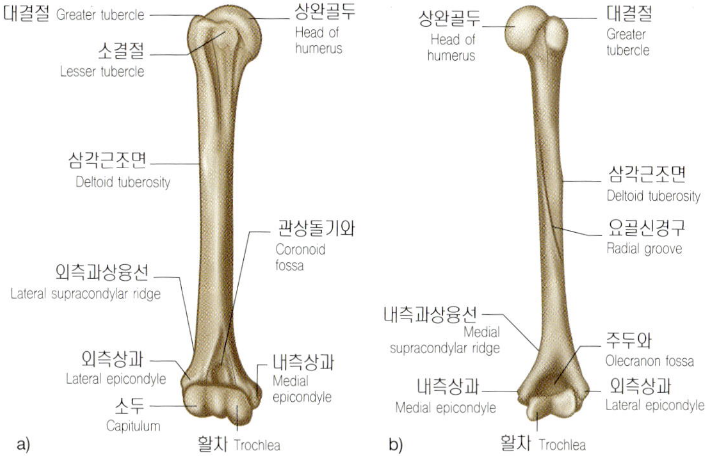

그림 5.2 (a) 우측 상완골(전면); (b) 우측 상완골(후면)

앞쪽으로 돌출된 돌기이고, 주관절의 일부를 형성한다. 주두(olecranon process)는 주관절을 굴곡할 때 뾰족한 혹처럼 느껴질 것이고, 또 주두 위를 지나가는 척골신경을 톡톡 때렸을 때 통증이 느껴질 수 있기 때문에, 척골을 "*funny bone*" 라고도 한다.

요골과 척골의 경상돌기는 손목의 외측과 내측에서 각각 돌출된 뾰족한 돌기이다.

비록 요골과 척골이 서로 분리된 뼈들이지만, 심각한 손상이 전완에서 발생했을 때, 종종 요골과 척골이 모두 손상될 수 있다.

8개의 수근골 (8 Carpals)

수근골은 손목을 형성하는 8개의 작은 뼈이다. 그들은 인대에 의해 서로 연결되어 있고, 또 2개의 가로열과 4개의 세로열로 정렬되어 있다. 첫 번째 가로열은 주상골, 월상골, 삼각골및 두상골로 구성된다. 두 번째 열은 대능형골, 소능형골, 유두골 및 유구골로 구성된다.

외측에서 내측으로 1번째 열의 수근골 위치를 기억할 수 있는 방법은 다음과 같은 문장이다: "some lovers try positions that they cannot handle."

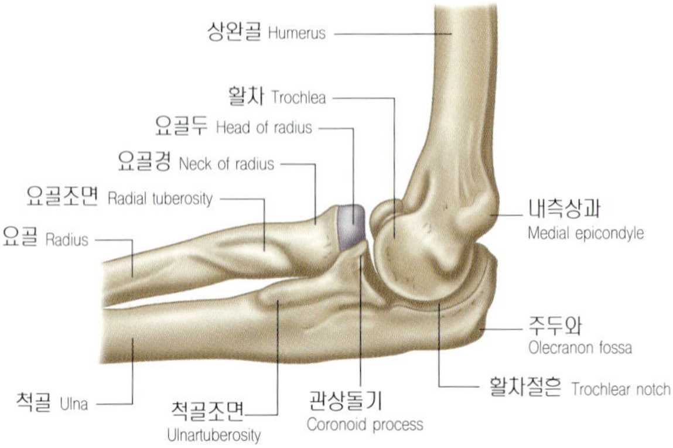

그림 5.3 우측 주관절(90°로 굴곡된): 내측면.

5개의 중수골 (5 Metacarpals)

중수골은 손목과 너클(중수골두) 사이에 있는 5개의 뼈이다.

14개의 수지골 (14 Phalanges)

수지골(손지절골)은 상지의 뼈들 중에서 가장 먼쪽에 위치하는 뼈이다. 손가락은 3개의 수지골을 가지는 반면, 엄지는 2개의 수지골을 가진다.

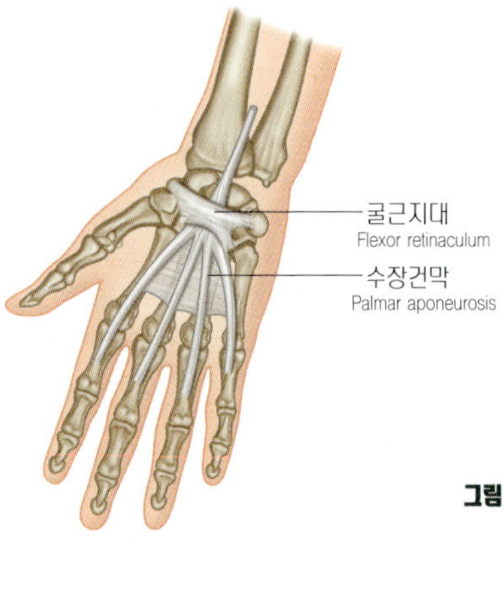

그림 5.4 손(전면).

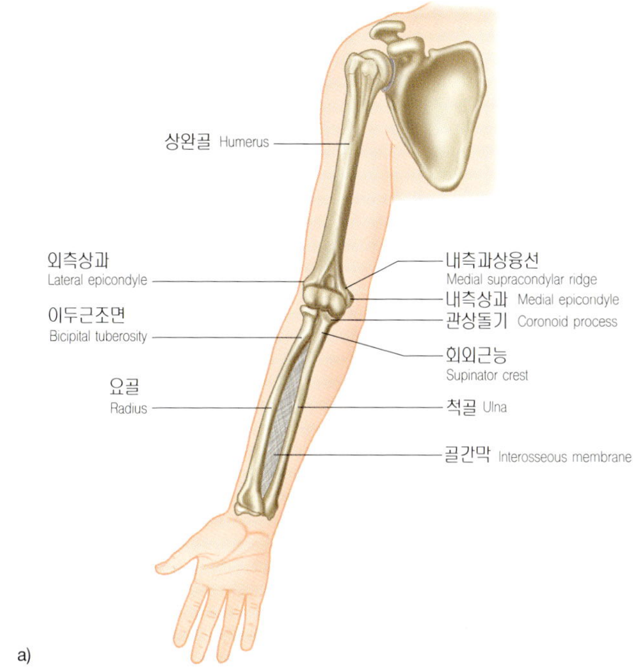

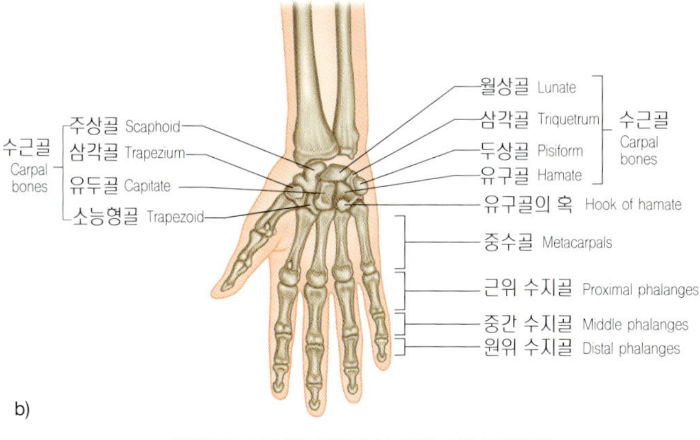

그림 5.5 (a) 우측 전완과 (b) 우측 손의 뼈(전면).

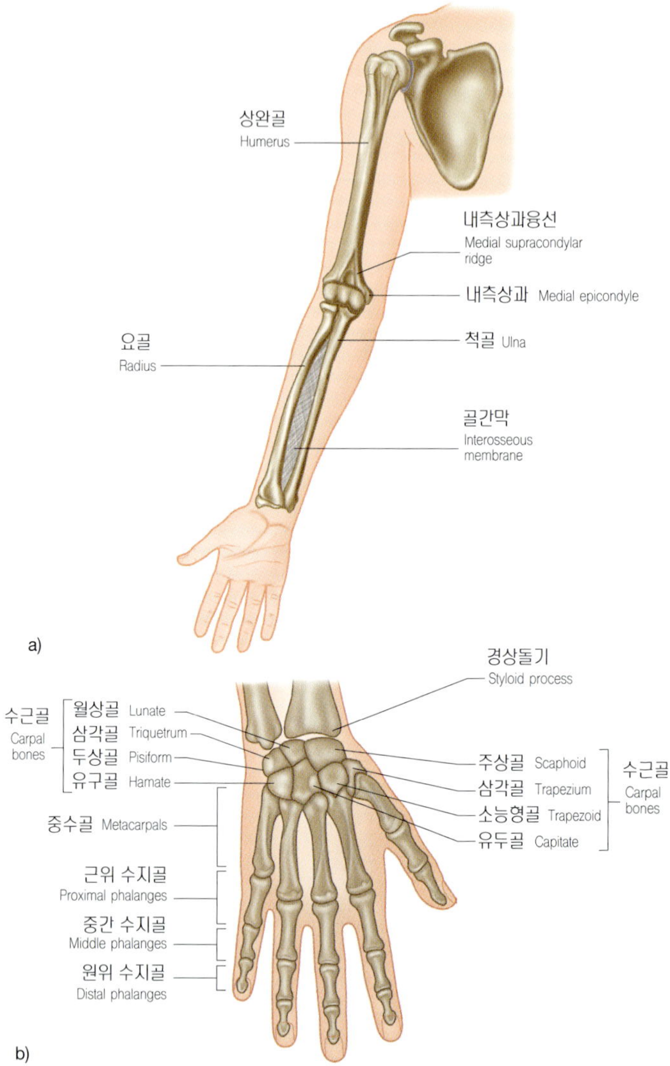

그림 5.6 (a) 우측 전완과 (b) 우측 손의 뼈(후면).

하지대(골반대) The Pelvic Girdle (Os Innominatum)

*골반대*는 두 개의 골반뼈로 이루어진다. 골반대는 체중이 통과하는 하지를 위해 강하고 안정된 지지를 제공한다. 골반뼈는 *치골결합*을 통해 골반의 앞쪽에서 좌우 치골을 연결한다. 천골과 미골과 함께, 좌우 두 개의 골반뼈는 *골반*으로 불리는 대야처럼 생긴 구조물을 형성한다.

태어날 때의 골반뼈는 3개의 분리된 뼈로 구성된다: 장골, 좌골 및 치골. 이들 3개의 뼈는 결국 하나의 골반뼈로 융합되고, 그들이 서로 연결되는 부위는 비구로 불리는 깊은 반원형의 소켓이다(비구는 대퇴골두와 관절을 이루는 부위이다). 비록 골반뼈가 단일 뼈이지만, 그것은 여전히 3개의 부분으로 구성된 뼈처럼 간주되고 있다.

장골 (Ilium)

*장골*은 골반뼈 중에서 가장 크고 최상단을 형성하는 크고 옆으로 벌어진 뼈이다. 장골릉은 여러분이 골반에 손을 얹었을 때 만져지는 부위이다. 장골릉은 앞쪽의 ASIS에서 시작하여 뒤쪽의 PSIS까지 이어져 있다(PSIS는 촉지하기 어려운 부위이지만, 그것의 위치는 대략 2번 천골공에 있는 보조개 모양을 띤다).

좌골 (Ischium)

*좌골*은 골반뼈의 아래쪽과 뒤쪽 부분에 있는 뼈이고, 아치 모양을 띤다. 좌골의 바닥 부위는 거칠고 두꺼운 좌골조면이 있다(종종 좌골은 "*sit bones*"으로 불리는데, 그 이유는 우리가 앉았을 때 체중이 좌골조면 위에 떨어지기 때문이다).

치골 (Pubis)

*치골*은 골반뼈의 앞쪽과 아래쪽에 있는 뼈이다; 치골은 치골체와 치골지를 가진다.

치골체는 넓고 강하고 납작한 치골뼈를 형성하고, 2개의 치골이 치골결합을 통해 관절을 이룬다.

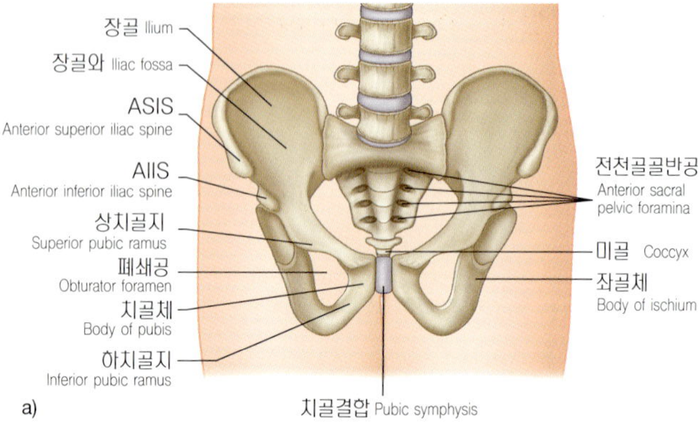

a)

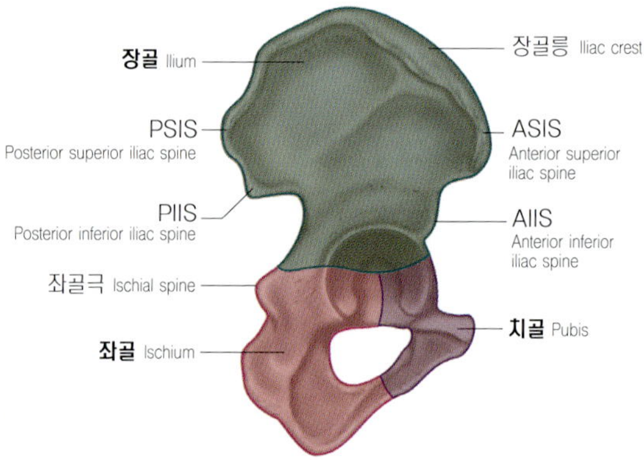

b)

그림 5.7 (a) 하지대의 뼈(전면). 우측 골반뼈(무명골/측면).

치골지는 폐쇄공의 상부 가장자리를 형성하고, 기저부에서 장골과 좌골과 관절을 이룬다. 하치골지는 폐쇄공의 아래쪽에서 좌골지와 관절을 이룬다.

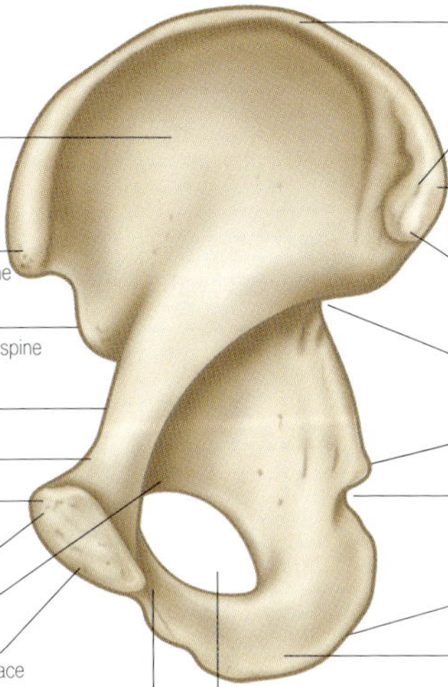

그림 5.8 우측 골반뼈(후면).

하지 The Lower Limb

대퇴골 (Femur)

*대퇴골*은 허벅지에 있는 유일한 뼈이며, 신체 중에서 가장 무겁고, 길고, 튼튼한 뼈이다. 대퇴골의 근위 끝단은 비구에서 골반뼈와 관절을 이루는 공모양의 형태를 가진다. 대퇴골의 원위부에는, 경골과 관절을 이루는 외측과와 내측과가 존재한다.

*대전자*는 대퇴골두와 대퇴골경의 바로 원위부에 있는 돌기이고, 둔부에서 촉지가 가능하다.

경골 (Tibia)

*경골(shin bone)*은 하퇴의 뼈 중에서 비골보다 내측에 위치하는 커다란 뼈이다. 경골의 근위 끝단에는 슬관절을 형성하기 위해 경골의 내측과와

외측과가 대퇴골의 원위 끝단과 관절을 이룬다.

*경골조면*은 경골의 앞쪽면에 있는 거친 돌기 영역이다. 내과는 발목의 내측에서 튀어나온 돌기처럼 느껴질 수 있다.

비골 (Fibula)

*비골*은 경골과 나란하게 주행하는 가늘고 막대처럼 생긴 뼈이다. 비골은 체중부하를 하지 않는 뼈이고, 슬관절에도 포함되지 않는다.

비골에 있는 *외과*는 발목의 가쪽으로 튀어나온 돌기처럼 느껴질 수 있다.

슬개골 (Patella)

"*kneecap*"으로 알려진 *슬개골*은 대퇴사두근건 속에 있는 작은 삼각형의 종자골이다. 슬개골은 슬관절의 앞쪽 부위를 형성한다.

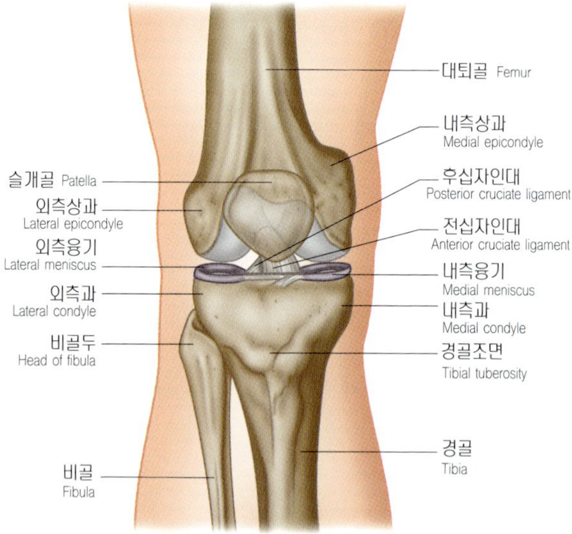

그림 5.9 우측 다리의 대퇴골 원위부와 경골과 비골의 근위부(전면).

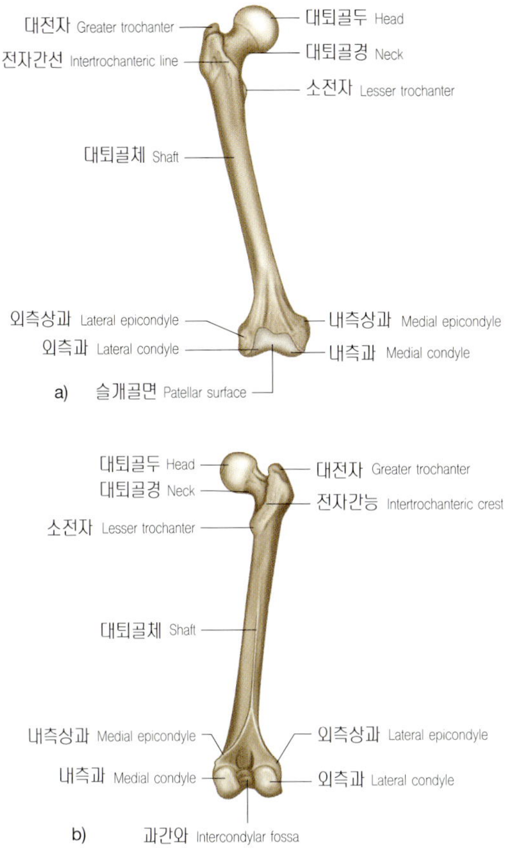

그림 5.10 우측 다리의 대퇴골: (a) 전면; (b) 후면.

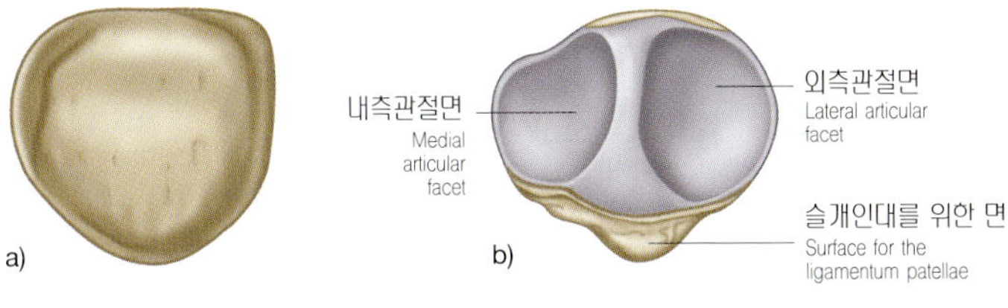

그림 5.11 우측 다리의 슬개골: (a) 전면; (b) 후면.

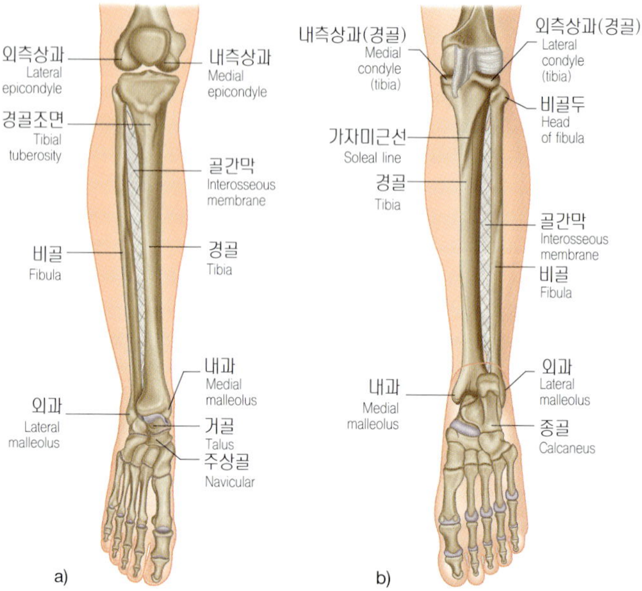

그림 5.12 우측 다리의 경골과 비골: (a) 전면; (b) 후면.

7개의 족근골 (7 Tarsals)

족근골은 발목에 있는 7개의 뼈이다. 주로 체중을 지탱하는 가장 큰 2개의 족근골은 종골과 거골이다. 거골은 경골과 종골 사이에 위치한다. 나머지 5개의 족근골로는, 주상골, 내측설상골, 중간설상골, 외측설상골 및 입방뼈 등이 있다.

5개의 중족골 (5 Metatarsals)

중족골은 발등이나 발바닥을 형성한다.

14개의 족지골 (14 Phalanges)

족지골은 다리의 뼈 중에서 가장 원위 분절을 형성하는 뼈이다. 각 발가락은 3개의 족지골을 가지고 있고, 반면 무지(엄지)는 2개의 족지골만 가진다.

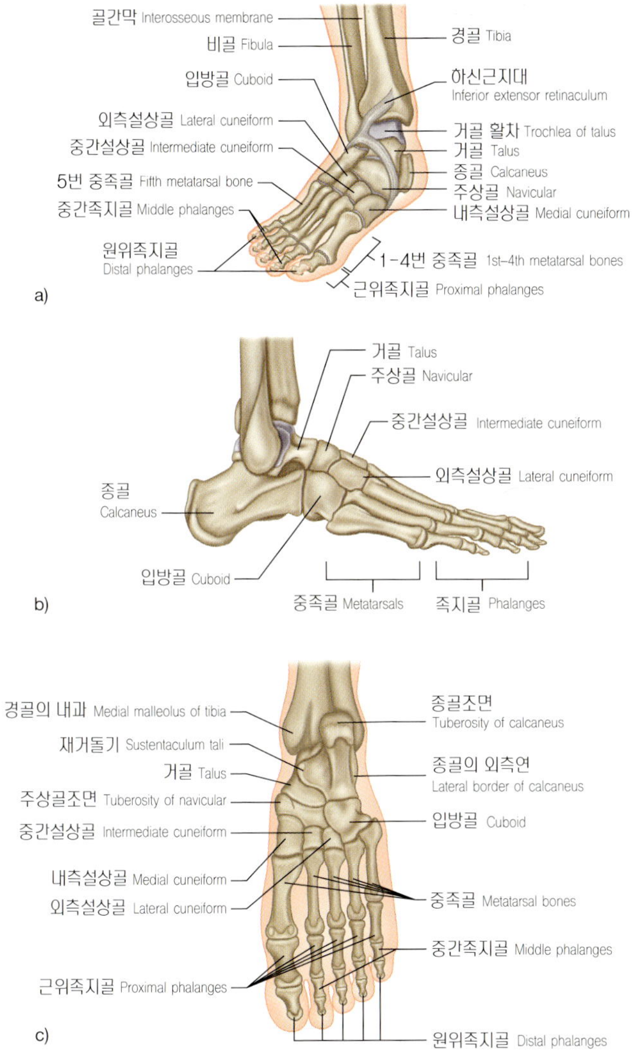

그림 5.13 우측 발의 뼈: (a) 전내측 면; (b) 측면; (c) 저측면.

일반적인 골격 상호 관계 General Skeletal Interrelationships

참고: 참고하기 쉽도록 일부 연부조직(예: 연골, 건막, 인대 및 건)을 적절한 곳에서 포함한다.

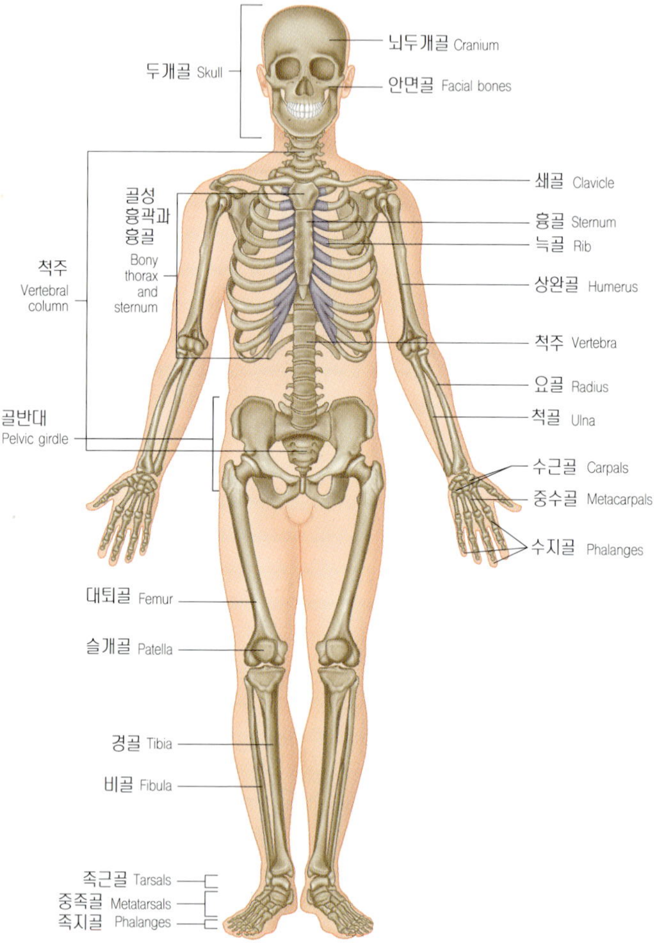

그림 5.14 골격(전면).

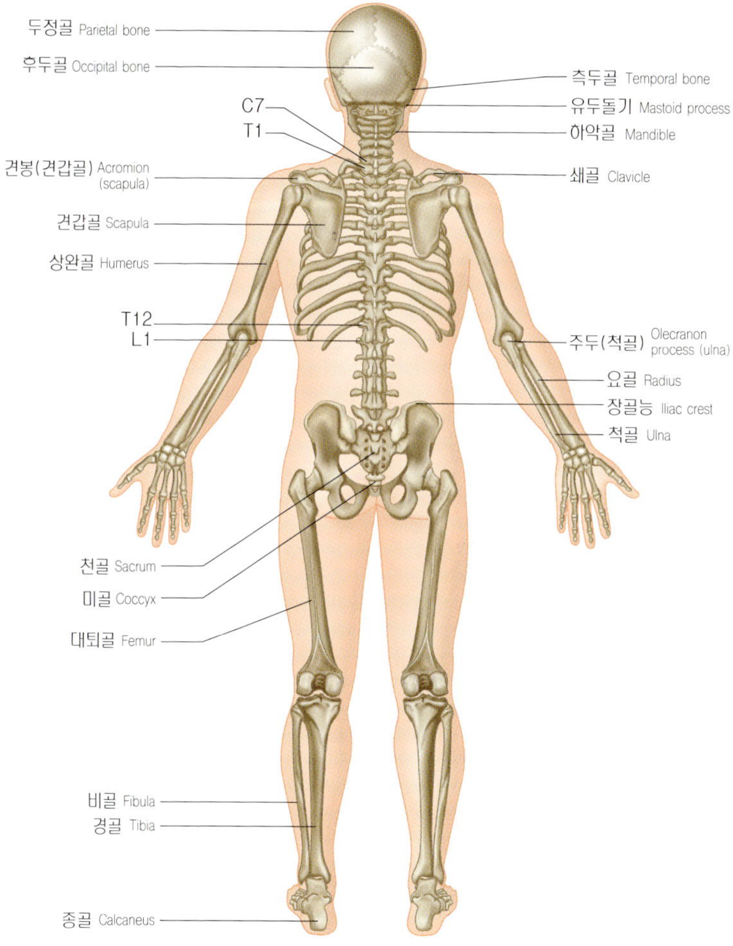
두정골 Parietal bone
후두골 Occipital bone
측두골 Temporal bone
C7
T1
유두돌기 Mastoid process
하악골 Mandible
견봉(견갑골) Acromion (scapula)
쇄골 Clavicle
견갑골 Scapula
상완골 Humerus
T12
L1
주두(척골) Olecranon process (ulna)
요골 Radius
장골능 Iliac crest
척골 Ulna
천골 Sacrum
미골 Coccyx
대퇴골 Femur
비골 Fibula
경골 Tibia
종골 Calcaneus

그림 5.15 골격(후면).

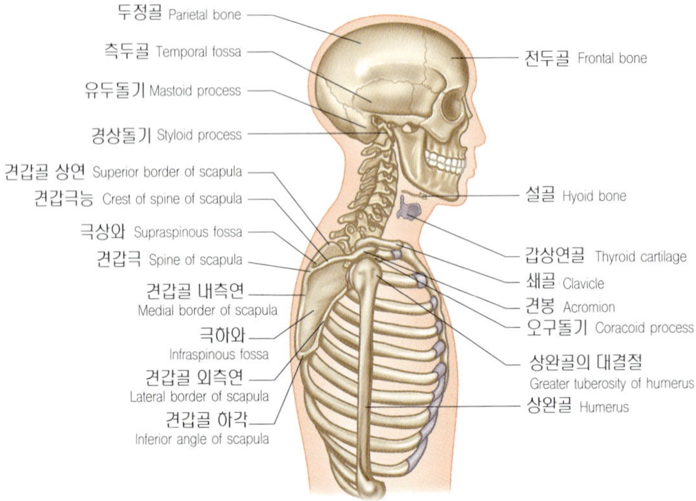

그림 5.16 두개골에서 상완골까지(측면).

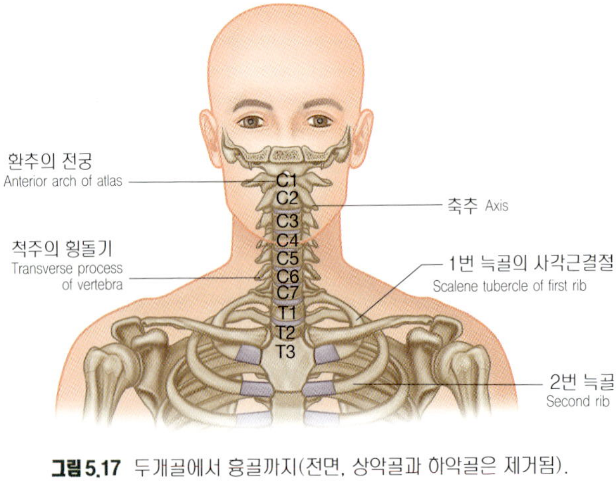

그림 5.17 두개골에서 흉골까지(전면, 상악골과 하악골은 제거됨).

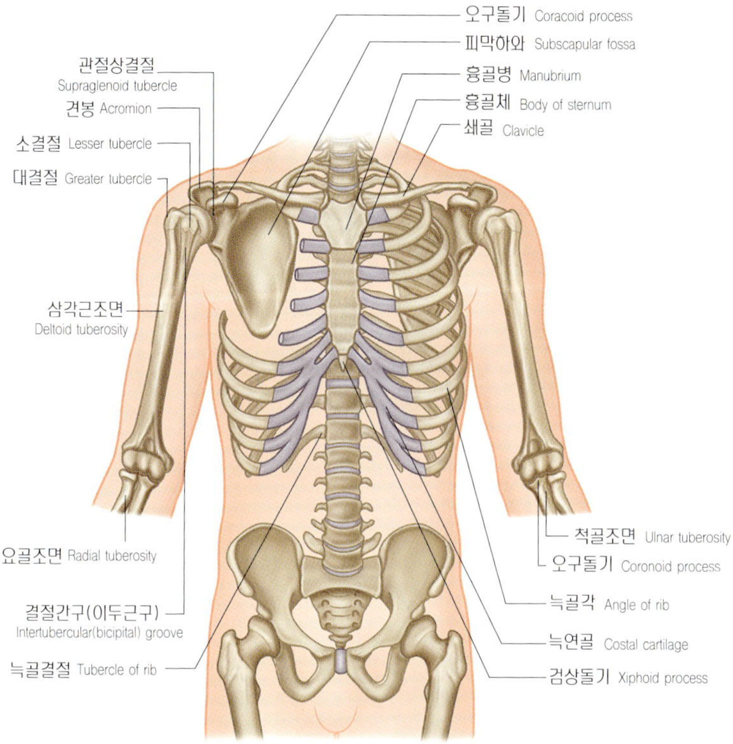

그림 5.18 늑곽, 상지대, 상지(상측, 우측 및 전측의 늑곽은 제거됨).

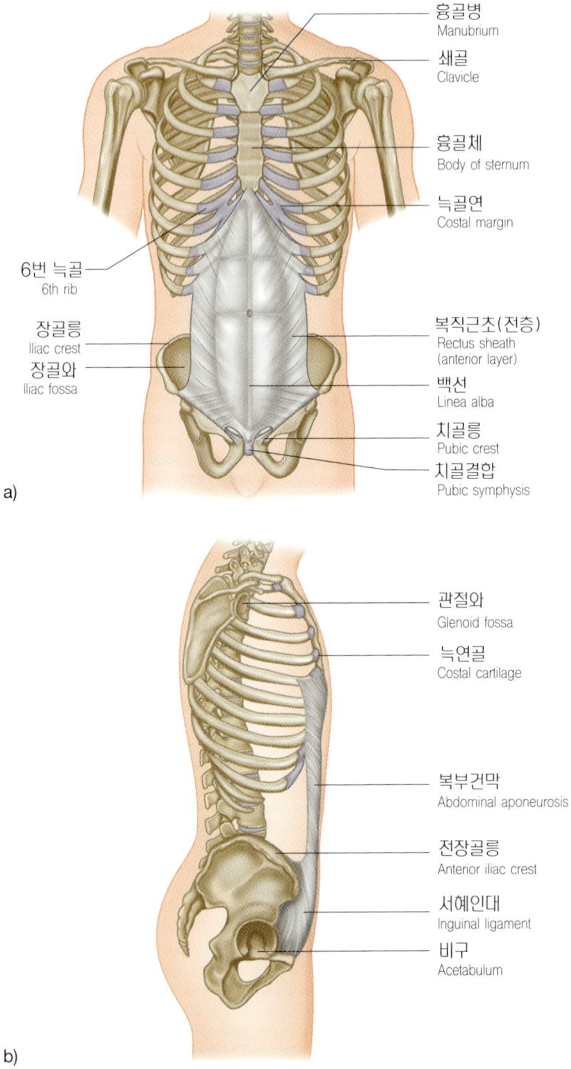

그림 5.19 (a) 흉곽에서 골반 영역까지(전면). (b) 흉곽에서 골반 영역까지(측면).

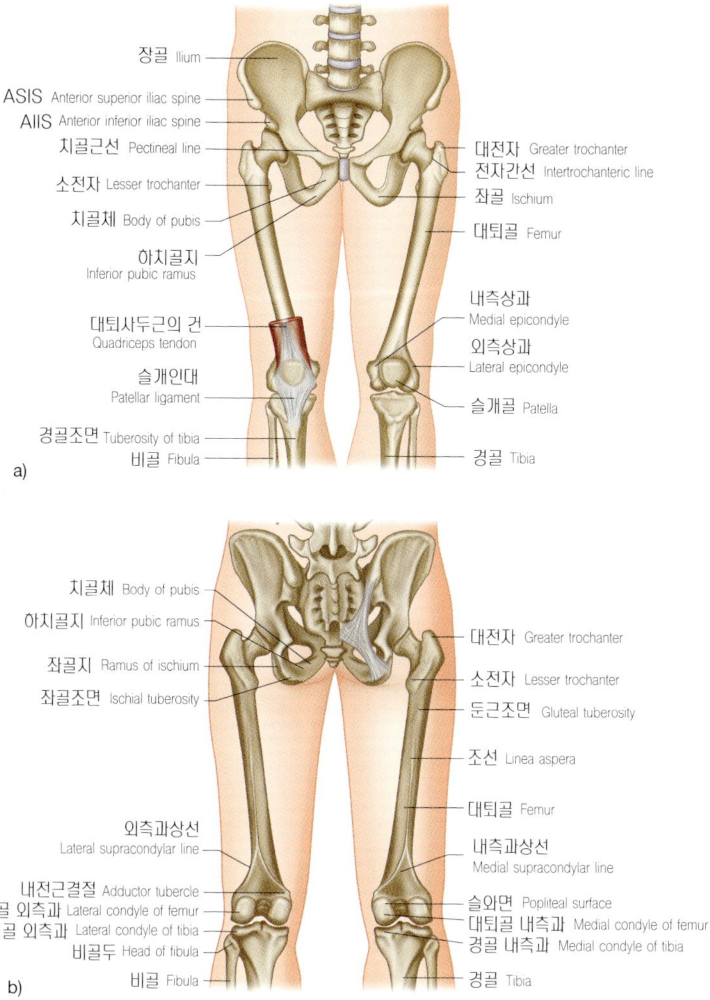

그림 5.20 (a) 골반대에서 다리까지(전면). (b) 골반대에서 다리까지(후면).

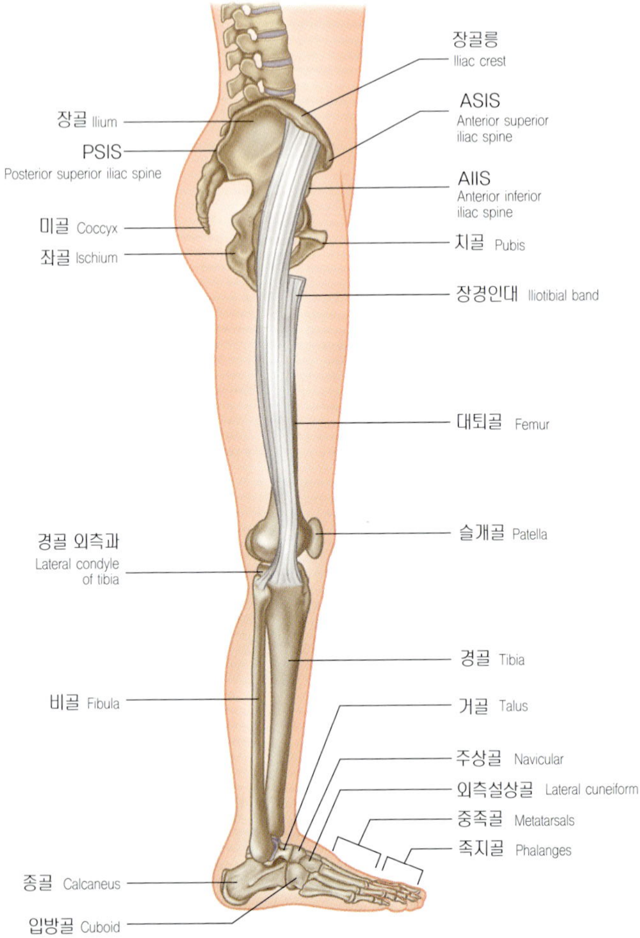

그림 5.21 골반대에서 발까지(측면).

체표면에서 느낄 수 있는 뼈 표식점

Bony Landmarks Seen or Felt Near the Body Surface

다음의 뼈 표식점은 체표면 근처에서 볼 수 있거나 촉지가 가능하다. **그림 5.22(a–c)**를 참고하여 여러분 자신이나 파트너의 뼈 표식점을 확인해 보자.

전두골
측두골
후두골
흉골병흉골관절
(2번 늑골과 같은 높이)
2번 늑골
흉쇄관절
견쇄관절
견갑극
견갑골 내측연
견갑골 하각
상완골의 내측상과와 외측상과
주두
요골두

척골 경상돌기
두상골
해부학적 코담배갑
상전장골극(ASIS)
상후장골극(PSIS)
좌골조면
대전자
비골두
경골조면
내과와 외과
종골
추골의 극돌기

힌트 (Hints)

C2: 후두골 밑에서 느껴지는 1번 경추
C7: 목의 기저부에서 가장 뚜렷하게 나타나는 추골
T3–4: 견갑극과 같은 높이
T7: 견갑골 하각과 같은 높이
L4: 장골릉과 같은 높이
S2: PSIS와 같은 높이(또는 둔부 상측에 있는 보조개처럼 보일 수 있다)

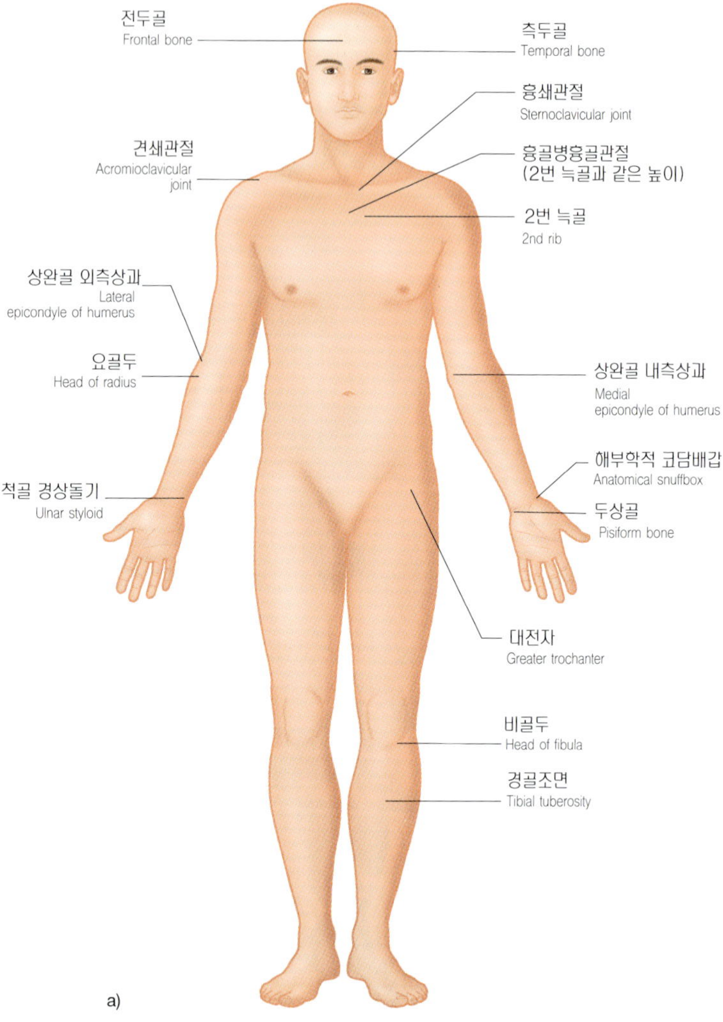
전두골
Frontal bone
측두골
Temporal bone
흉쇄관절
Sternoclavicular joint
견쇄관절
Acromioclavicular joint
흉골병흉골관절
(2번 늑골과 같은 높이)
2번 늑골
2nd rib
상완골 외측상과
Lateral epicondyle of humerus
요골두
Head of radius
상완골 내측상과
Medial epicondyle of humerus
해부학적 코담배갑
Anatomical snuffbox
척골 경상돌기
Ulnar styloid
두상골
Pisiform bone
대전자
Greater trochanter
비골두
Head of fibula
경골조면
Tibial tuberosity
a)

그림 5.22 (계속)

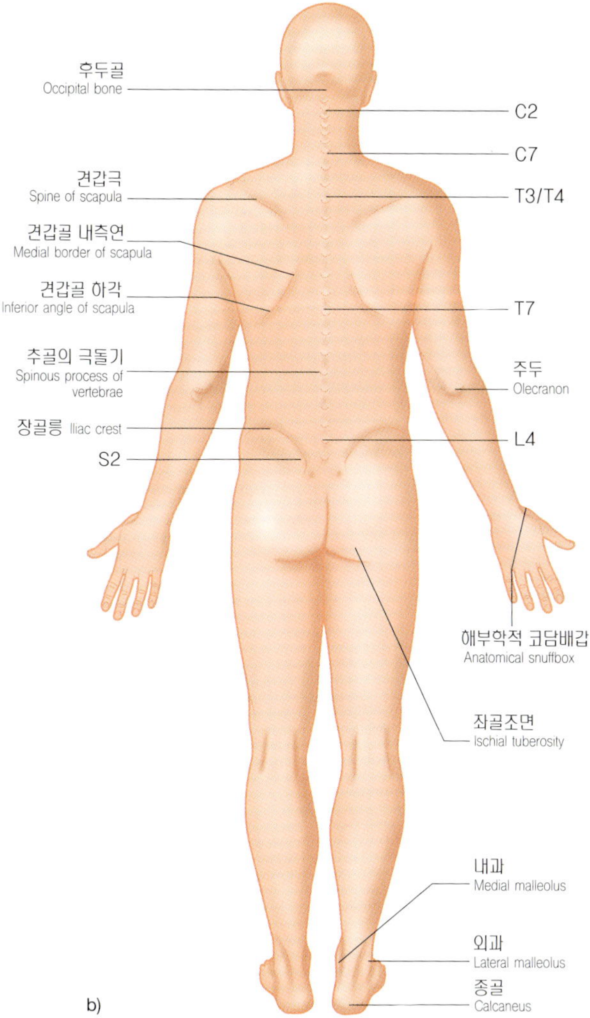
후두골
Occipital bone
C2
C7
견갑극
Spine of scapula
T3/T4
견갑골 내측연
Medial border of scapula
견갑골 하각
Inferior angle of scapula
T7
추골의 극돌기
Spinous process of vertebrae
주두
Olecranon
장골릉 Iliac crest
L4
S2
해부학적 코담배갑
Anatomical snuffbox
좌골조면
Ischial tuberosity
내과
Medial malleolus
외과
Lateral malleolus
종골
Calcaneus
b)

그림 5.22 (계속)

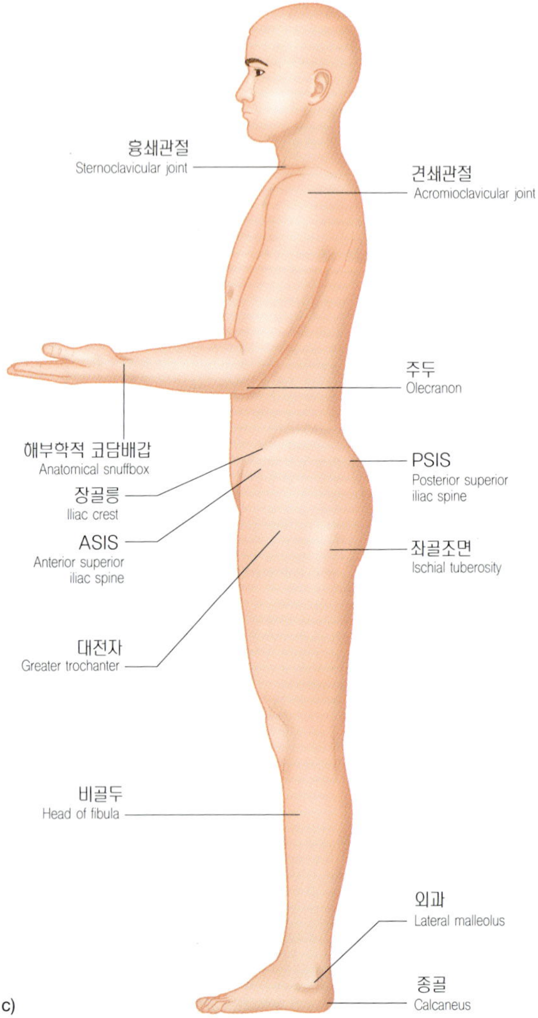

그림 5.22 뼈 표식점(a–c).

6 장

관절 Joints

목에 있는 설골을 제외한, 모든 뼈는 적어도 1개 이상의 다른 뼈와 관절을 형성한다. 관절(joint)은 "*articulation*"이라고도 불린다.

관절은 2개의 기능을 가지고 있다: (1) 뼈들을 고정한다; (2) 골격 가동성을 제공한다. 2개의 뼈가 만나거나 관절을 이룰 때, 움직임에 영향을 주는 것은 (1) 뼈 사이 결합 물질의 크기; (2) 뼈 사이 물질의 특성; (3) 뼈 표면의 모양; (4) 관절에 있는 인대나 근육의 장력 크기; 그리고 (5) 인대와 근육의 위치 등이다.

파트 1 - 관절의 분류

Part One—Classification of Joints

관절은 2가지 방법으로 분류된다: 기능과 구조.

기능적 분류(Function)

관절의 기능적 분류는 관절이 허용하는 움직임의 정도에 초점을 맞춘다.

부동관절(Synarthrotic)

*부동관절*은 대개 축성 골격에 존재한다. 관절의 안정성과 견고성은 장기를 보호하는데 중요한 역할을 한다.

반가동관절(Amphiarthrotic)

*부동관절*처럼, 동일한 이유 때문에, 반가동관절도 축성 골격에 주로 존재한다.

***가동관절**(Diarthrotic)*

자유롭게 움직일 수 있는 *가동관절*은 많은 움직임이 필요한 팔다리의 관절에 주로 존재한다.

구조적 분류 (Structure)

***섬유성 관절**(Fibrous Joints)*

*섬유성 관절*의 경우, 섬유 조직이 뼈들을 연결한다; 결과적으로, 관절강(관절낭)이 존재하지 않는다. 일반적으로 이들 관절은 움직임이 거의 없거나 전혀 없기 때문에, 부동관절(synarthrotic)에 해당한다. 섬유성 관절에는 3종류의 관절이 있다: 봉합(suture), 인대결합(syndesmosis) 및 정식(gomphosis).

*섬유성 봉합*의 유일한 예는 불규칙한 뼈들의 가장자리가 서로 맞물려 있고, 결합조직섬유에 의해 타이트하게 결합되어 능동적인 운동을 전혀 허용하지 않는 두개골의 봉합이다. 인접한 뼈들의 속층이나 가층에 있는 골막 층이 뼈사이의 틈을 채워 주요 결합요소를 형성한다. 인접한 관절면 사이에는 뼈의 결합을 돕는 혈관성 섬유조직층이 존재한다. 골막의 2층과 더불어 이런 혈관성 섬유조직은 *봉합인대*로 총칭된다. 섬유조직은 청소년기에 먼저 봉합의 심층에서 골화가 일어난 후, 표층으로 골화가 진행한다. 하는 과정에 의해 청소년기에 골화된다. 이런 골화 과정을 *골융합*(synostosis)이라고 한다.

*인대결합*은 골간막이나 골간인대(매우 적은 움직임만 허용하는 섬유 조직의 밴드)를 형성하는 섬유조직으로 된 섬유성 관절이다. 예로, 요골과 척골사이의 골간막, 경골과 비골사이의 골간막. 골간막의 예는 섬유성 원위 경비관절을 제공하기 위해 경골과 비골 사이에 존재한다.

*정식*은 소켓 안에 페그(peg)가 박혀 있는 섬유성 관절이다. 정식의 유일한 예는 치아이다.

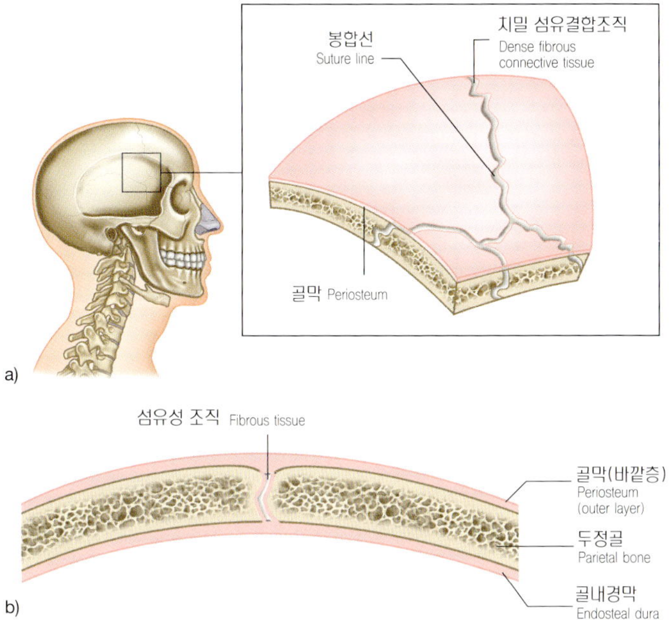

그림 6.1 (a) 봉합의 위치; (b) 봉합을 통과하는 수직 단면.

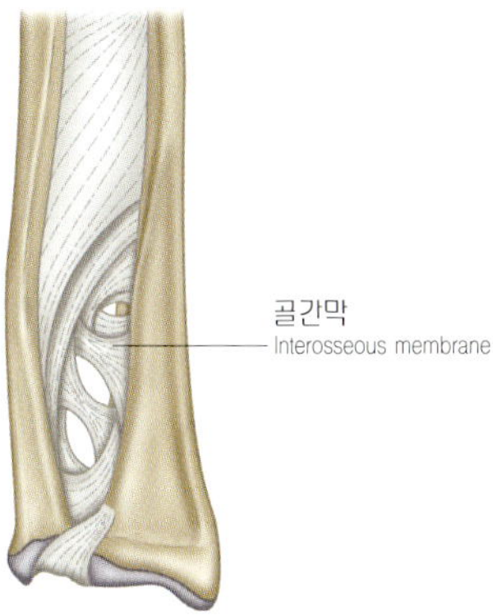

그림 6.2 요골과 척골 사이의 골간막.

연골성 관절(*Cartilaginous Joints*)

*연골성 관절*의 경우, 초자연골이나 섬유연골성 원반의 연속판이 뼈들을 연결하고 있다; 연골성 관절에도 관절강이 존재하지 않는다. 이들 관절에는 부동관절(synchondroses/primary)이나 약간의 움직임을 가진 반가동관절(symphyses/secondary)이 있다.

부동관절인 연골성 관절의 예는 성장 중인 뼈의 골단판이다. 이들 성장판은 초자연골로 구성되며, 젊은 성인기 때 골화한다. 성장판에 의해 결합된 관절 지점은 *연골결합*(synchondrosis)으로 알려져 있다. 골화하는 관절의 다른 예는 1번 늑골과 흉골병 사이의 관절이다.

반가동관절인 연골성 관절의 예는 골반대의 치골결합과 척주에 있는 추간관절이다. 이들 두 관절의 경우, 뼈의 관절면은 초자연골로 덮여 있고, 나중에 섬유연골 패드와 융합된다(섬유연골은 압박과 탄성에 강해 충격흡수장치로 작용한다). 모든 2차 연골성 관절은 정중선 쪽에 위치한다.

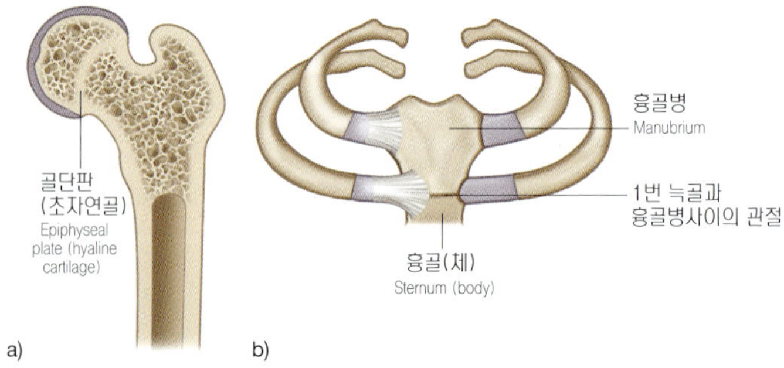

그림 6.3 연골성 부동관절(전면): (a) 성장 중인 장골의 골단판; (b) 흉골병과 1번 늑골 사이의 흉골늑골(흉늑)관절.

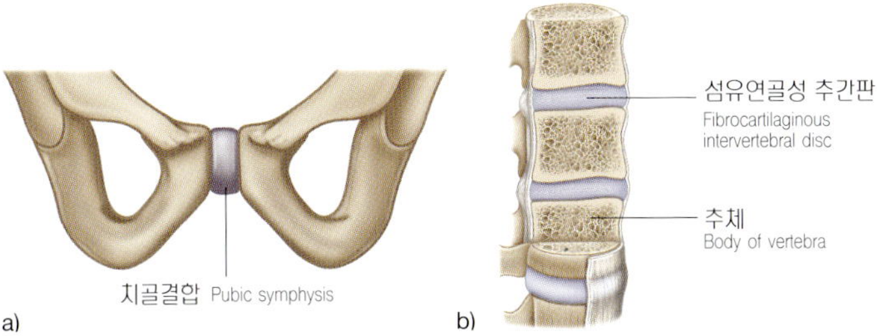

그림 6.4 연골성 반가동관절(전면): (a) 골반대의 치골결합; (b) 추간관절.

윤활관절(Synovial Joints)

*윤활관절*은 윤활액을 함유하는 관절강을 가지고 있다. 그들은 자유롭게 움직이는 가동관절이고, 많은 특징을 가지고 있다.

관절연골(또는 초자연골)이 관절을 형성하는 뼈의 끝단을 덮고 있다.

*관절강*은 윤활액으로 채워지기 때문에 실제 공간보다 더 많은 잠재력을 가진 공간이다. 관절강은 관절낭으로 알려진 이중층의 주머니에 의해 둘러싸여 있다.

관절낭의 바깥층은 *관절낭인대*로 알려져 있다. 이 층은 질기고 유연한 섬유성 결합조직이며, 골막으로 이어진다. 관절낭의 속층은 윤활막으로 불리며 느슨한 결합조직의 부드러운 막으로 관절낭과 모든 관절속의 표면(초자연골로 덮여 있지 않는)을 덮고 있다.

*윤활액*은 관절낭내의 텅빈 공간을 채우는 미끄러운 체액이다; 또한 윤활액은 관절연골 안에서도 발견되며, 관절연골 사이의 마찰을 감소시키는 필름을 제공한다. 관절이 움직임에 의해 압박을 받을 때, 윤활액이 관절연골 밖으로 나온다; 압박이 해제되면, 윤활액이 다시 관절연골 안으로 들어간다. 윤활액은 무혈관성(혈관이 없는)인 관절연골에 영양분을 제공한다; 또한 윤활액은 대식세포(죽은 물질을 잡아먹는 세포)를 함유하고 있다. 대식세포는 미생물이나

세포 노폐물을 관절강에서 제거한다. 윤활액의 양은 관절마다 다르지만, 마찰을 줄일 수 있는 얇은 필름을 형성하기에 충분하다. 관절이 손상되면, 체액이 추가적으로 생성되어 관절 부종을 일으킨다. 이런 여분의 체액은 나중에 윤활막에 의해 재흡수된다.

측부인대(또는 부속인대)는 윤활관절을 보강하고 튼튼하게 만든다; 이들 인대는 관절낭인대(즉, 섬유성 관절낭의 두꺼운 부분)가 되거나 또는 관절낭으로부터 독립된 인대(관절낭과 별개임)가 된다.
인대는 항상 뼈와 뼈를 연결하고, 그들의 위치와 양에 따라 그들은 특정 방향으로 움직임을 제한하거나 원하지 않는 움직임을 차단할 것이다. 일반적으로, 관절이 가지고 있는 인대가 많을수록, 그 관절은 더 강해진다.

점액낭(bursa)은 체액으로 채워진 주머니로서 관절을 완충시킨다; 점액낭은 윤활막과 연결되고, 윤활액을 함유한다. 점액낭은 건과 뼈 사이, 인대와 뼈 사이, 그리고 근육과 건 사이에서 발견되고, 쿠션처럼 작용하여 마찰을 감소시킨다.

건초(tendon sheath)는 윤활관절 근처에서 종종 발견된다. 그들은 점액낭과 동일한 구조물이고, 건을 보호하기 위해 마찰에 쉽게 노출되는 건을 둘러싸서 보호한다.

관절원반(*반월판*)은 일부 윤활관절 안에 존재한다. 그들은 충격흡수 장치로 작용한다(치골결합 안에 있는 섬유연골성 원반과 비슷하다). 예를 들어, 슬관절에는 *외측 반월판*과 *내측 반월판*으로 불리는 2개의 초승달처럼 생긴 섬유연골성 원반이 있으며, 외측 반월판은 대퇴골 외측과와 경골 외측과 사이에 위치하고, 내측 반월판은 대퇴골 내측과와 경골 내측과 사이에 위치한다.

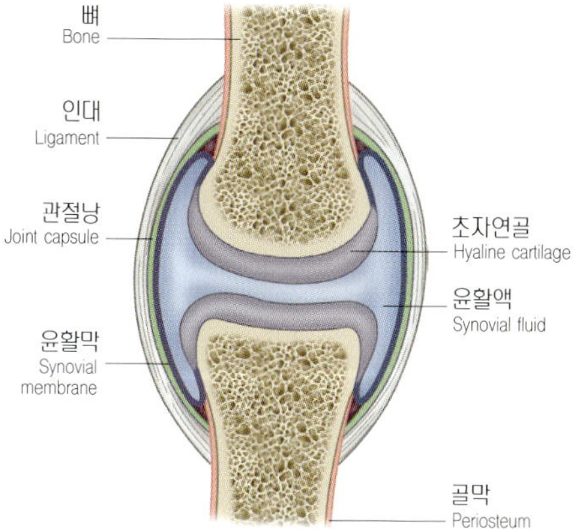

그림 6.5 전형적인 윤활관절.

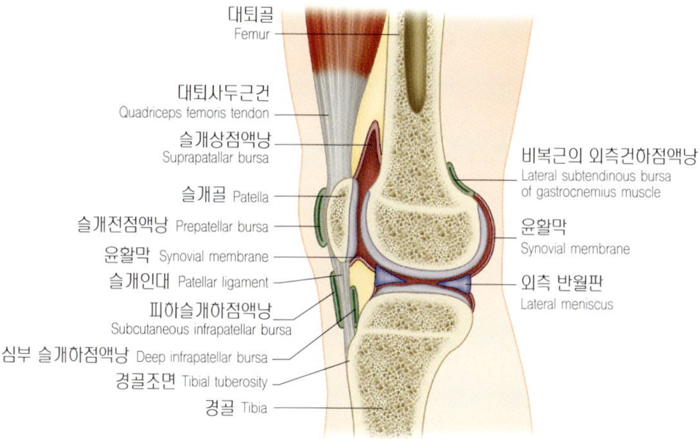

그림 6.6 윤활관절에 있는 충격흡수와 마찰 감소의 구조물.

윤활관절에는 6개의 유형이다: 평면관절(활주관절), 경첩관절(접번관절), 과상관절(타원관절), 안상관절(안장관절) 및 구상관절(구관절) 등.

*평면관절*의 경우, 2개의 납작하거나 약간 만곡진 관절면 사이에서 움직임이 일어난다. 예: 견쇄관절, 수근간관절, 중족간관절, 추골의 후관절, 천장관절 등.

*경첩관절(접번관절)*의 경우, 상자 뚜껑의 경첩처럼, 횡축을 중심으로 움직임이 일어난다.

한 뼈의 돌출 부위는 상대뼈의 오목한 관절면이나 원통형 관절면과 맞물리고, 굴곡과 신전을 허용한다. 예: 지골간관절, 주관절.
슬관절은 *변형된 경첩관절*로서 굴곡, 신전을 허용하지만, 슬관절이 굽힘된 상태에서는 회전도 일어난다.

구상관절과 마찬가지로, *과상관절(타원관절)*은 구형의 관절면과 이에 상응하는 오목한 관절을 가진다. 구상관절의 경우처럼, 과상관절도 굴곡, 신전, 외전, 내전 및 회선을 허용한다.

예: 요수근관절, 중수지절관절(엄지의 중수지절관절은 과상관절이 아니다).

*안상관절*은 양쪽 관절면 모두가 볼록면과 오목면을 함께 가지는 것을 제외하고는, 과상돌기와 비슷하다. 안상관절은 안장과 말등 모양의 관절로서 굴곡, 신전, 내전, 외전, 회선 및 통제된 회전(즉, 대립)을 허용한다.
예: 엄지의 수근중수관절.

*차축관절*의 경우에는, 문의 경첩처럼 수직축을 중심으로 움직임이 일어난다. 다소 원통형의 관절면이 뼈나 인대에 의해 형성된 고리 안으로 전인(돌출)하거나 고리 안에서 회전한다. 예: 환축관절, 근위 요척관절.

*구상관절*은 상대뼈의 오목 관절면과 그 안에서 회전하는 "구형"이나 "반구형"의 골두로 구성된다. 이 관절은 굴곡, 신전, 내전, 외전, 회선 및 회전을 허용한다.

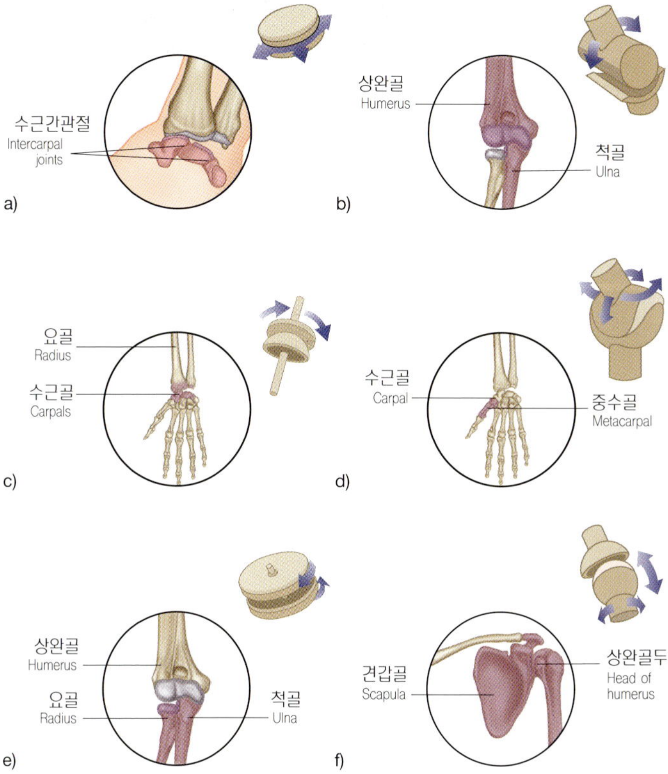

그림 6.7 윤활관절의 유형: (a) 평면관절(수근간관절); (b) 경첩관절(주관절); (c) 과상관절(요수근관절); (d) 안상관절(수근중수관절); (e) 차축관절(근위 요척관절); (f) 구상관절(견관절).

그래서, 구상관절은 다축관절이고, 모든 관절 중에서 가장 큰 가동범위를 허용한다. 예: 견관절과 고관절.

파트 2 – 특정 영역의 관절 특성
Part Two—Features of Specific Joints

이 단락은 4개의 윤활관절(견관절, 주관절, 고관절 및 슬관절)을 상대적으로 깊게 다루고 있다. 모든 분류 중 다른 관절들은 다소 덜 심도 있게 다루어지고 있지만, 그림으로 완벽하게 설명하고 있다.

윤활관절에 대한 특성 (Notes About Synovial Joints)

- 관절낭 속에 있는 인대는 *관절내인대*(intracapsular ligament)로 불리고, 관절낭 밖에 있는 인대는 *관절외인대*(extracapsular ligament)로 불린다.
- 일부 근육의 힘줄(건)은 관절내에서 일부 주행하기 때문에, 관절낭내 구조물에 해당한다.
- 많은 인대의 섬유는 관절낭의 섬유와 주로 통합되기 때문에, 관절낭과 인대사이의 구분이 불투명한 경우도 있다; 그러므로 몇몇 주요 인대만 언급한다.
- 슬관절의 많은 인대는 신전근의 변형된 팽창부이지만, 대퇴사두근의 슬개인대와 같이, 보다 규칙적인 건(힘줄)과 인대를 구분하기 위해 인대로 분류된다.
- 각 관절에 속해 있는 그림에서 볼 수 있듯이, 대부분의 윤활관절은 관절 근처에 다양한 점액낭을 가지고 있다.

머리와 척주의 관절 Joints of the Head and Vertebral Column

턱관절 (측두하악관절) (Temporomandibular Joint)

관절 유형

경첩관절과 과상관절이 복합된 관절이다.

관절 특성

하악골두는 하악골와와 측두골의 관절결절에서 관절을 이룬다. 섬유성 원반은 관절면을 분리하고, 턱관절이 움직일 때 관절면의 형태를 변화시킨다.

운동

이것은 머리의 유일한 가동관절이다. 운동은 모든 운동면에서 일어날 수 있다: 상하 운동, 전후 운동 및 좌우 운동. 활주 운동이 관절원반의 위쪽 관절에서 일어나고, 경첩 움직임은 원반의 아래쪽 관절에서 일어난다.

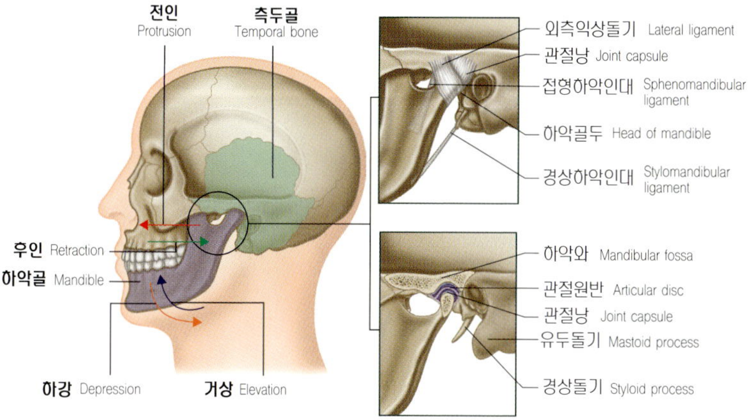

그림 6.8 측두하악관절(측면): 턱관절.

환추-후두 관절 (Atlanto-occipital Joint)

관절 유형

좌우의 관절은 함께 윤활 과상돌기처럼 기능적으로 작용한다.

관절 특성

후두과와 환추 상관절면 사이

운동

굴곡과 신전(머리 끄덕임). 측방굴곡(측굴)

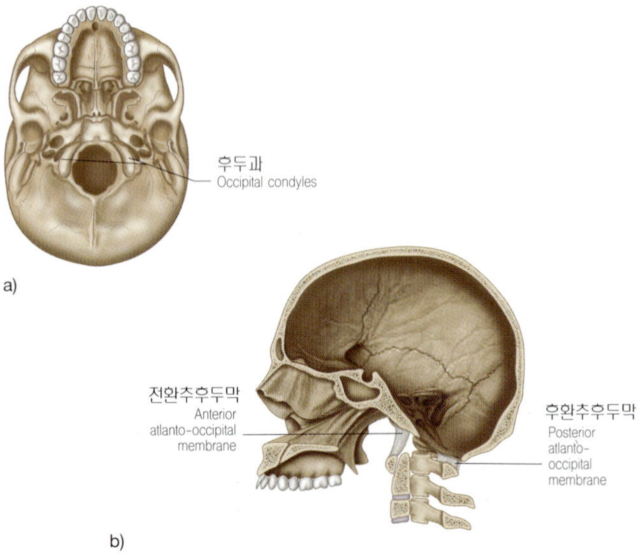

그림 6.9 환추-후두 관절: (a) 하면; (b) 측면.

환축관절 (Atlanto-axial Joint)

관절 유형

윤활 차축관절

관절 특성

3개의 윤활관절(좌우의 2개 관절과 정중앙의 1개 관절)이 복합된 관절이다.

외측 환축관절: 환추 관절돌기와 이에 상응하는 축추 관절돌기 사이

정중(시상) 환축관절: 축추 치돌기와 환추 전궁 사이. 횡인대가 존재한다.

운동

수직축을 중심으로 일어나는 머리의 회전(두개골과 환추가 단일체로 움직인다).

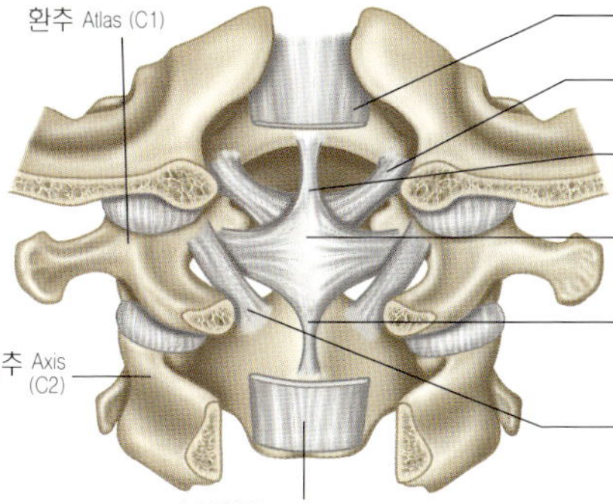

그림 6.10 환축관절(후면).

추체사이의 관절 (Joints Between Vertebral Bodies)

관절 유형

연골결합(약간의 가동성이 있음)

관절 특성

추체의 인접한 표면 사이에 위치하고, 섬유연골성 추간판에 의해 결합된다.

운동

약간의 움직임만이 2개의 연속 추체 사이에서 일어나지만, 척주 전체에 걸쳐서는 상당한 움직임이 일어난다.

경추 영역: 굴곡, 신전, 측굴과 회전(즉, 측굴은 회전 없이는 일어날 수 없고, 또 회전도 측굴 없이는 일어날 수 없다).

흉추 영역: 회전은 항상 측굴과 함께 일어나고, 또 측굴도 항상 회전과 함께 일어난다; 약간의 굴곡과 신전이 일어날 수 있다(늑골과 흉골에 의해 제한된다).

요추 영역: 굴곡, 신전; 약간의 회전이 일어날 수 있다(관절돌기의 경사 각도에 의해 제한됨).

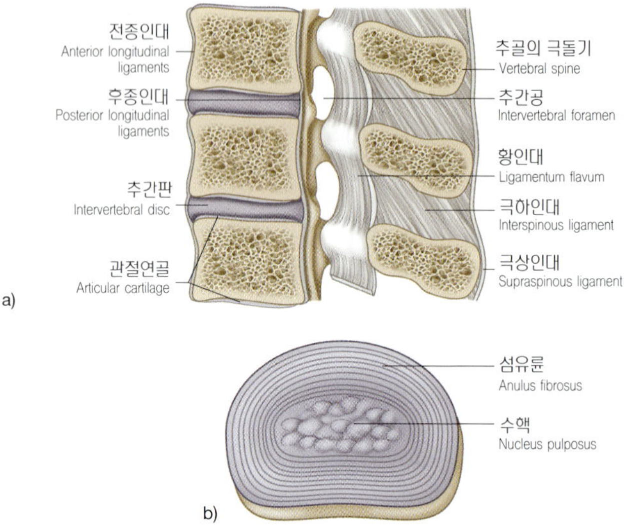

그림 6.11 (a) 2번 요추와 4번 요추를 통과하는 시상 단면. (b) 요추 추간판의 횡단면.

추궁사이의 관절 (Joints Between Vertebral Arches)

관절 유형

윤활 평면관절

관절 특성

상응하는 이웃한 관절돌기 사이에 있고, 이웃한 추궁을 결합시킨다.

운동

약간의 움직임만이 2개의 연속 추체 사이에서 일어나지만, 척주 전체에 걸쳐서는 상당한 움직임이 일어난다.

경추 영역: 굴곡, 신전, 측굴과 회전(즉, 측굴은 회전 없이는 일어날 수 없고, 또 회전도 측굴 없이는 일어날 수 없다).

흉추 영역: 회전은 항상 측굴과 함께 일어나고, 또 측굴도 항상 회전과 함께 일어난다; 약간의 굴곡과 신전이 일어날 수 있다(늑골과 흉골에 의해 제한된다).

요추 영역: 굴곡, 신전; 약간의 회전만이 일어날 수 있다(관절돌기의 경사 각도에 의해 제한된다).

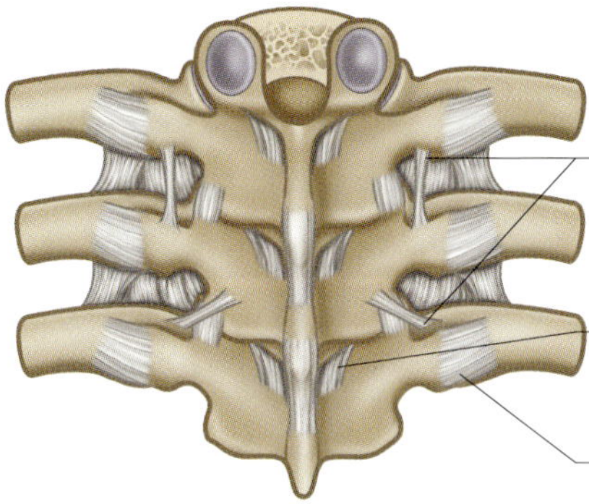

그림 6.12 전형적인 추궁관절(후면).

늑골과 흉골의 관절 Joints of the Ribs and Sternum

늑추관절 (Costovertebral Joints)

관절 유형

늑골두관절: 윤활 평면관절

늑횡관절: 윤활 평면관절

관절 특성

늑골두관절: 전형적인 늑골두의 상관절면과 하관절면은 아래위로 이웃한 추체의 파셋과 관절을 이룬다(즉, 늑골두는 2개 추체 사이에 위치하는 동시에, 추간판의 얕은 함몰 부위와 연결된다).

늑횡관절: 전형적인 늑골의 결절은 늑골두가 결합된 2개의 추체 중 아래쪽 추체의 횡돌기와 관절을 이룬다(그러나 인대가 늑골결절을 양쪽 추체의 횡돌기에 부착시킨다).

참고: 1번 늑골과 마지막 2개 또는 3개의 늑골은 비전형적인 척추 연결을 가지고 있는데, 그 이유는 이들 늑골두가 1개의 파셋만 가지기 때문이다; 그러므로 그들은 2개가 아닌

1개의 추골과 연결된다. 가장 아래쪽 늑골의 결절은 횡돌기와 함께 윤활관절을 형성하지 않는다.

운동

각 늑골두관절과 늑횡관절은 함께 경첩을 형성하여 들이쉴 때 늑골의 앞쪽 부분을 거상(늑곽 측방 "팽창")하고, 내쉴 때 하강(늑곽 "수축")시킨다. 들이쉴 때 이들은 흉곽의 전후직경과 횡직경을 증가시키고, 내쉴 때 그들의 직경을 감소시킨다.

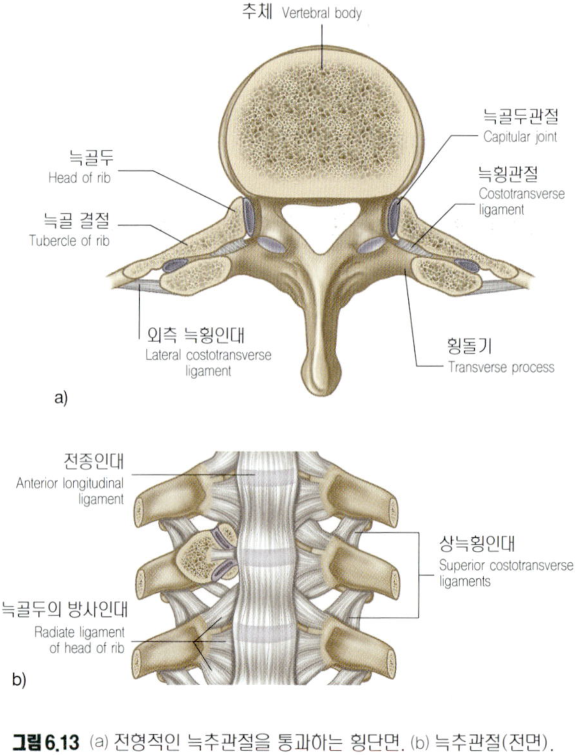

그림 6.13 (a) 전형적인 늑추관절을 통과하는 횡단면. (b) 늑추관절(전면).

흉늑관절 (Sternocostal Joints)

각 늑골의 앞쪽 끝단과 연속되는 초자연골을 *늑연골*이라고 부른다.

관절 유형

1번 늑골: 연골성 부동관절(연골결합)

2번–7번 늑골: 단순한 윤활 평면관절

8번–10번 늑골: 연골 간 관절에 있는 단순 윤활 평면관절

관절 특성

1번 늑골: 늑연골을 통해 흉골체와 결합

2번–7번 늑골: 늑연골을 통해 흉골체 측면에 있는 파셋과 연결; 관절강은 관절내 인대에 의해 2개로 나누어짐(노년기에서 관절강이 사라질 때까지)

8번–10번 늑골: 7번 늑골의 늑연골에 이들의 늑연골이 연결됨

11번–12번 늑골: 전방에서는 관절을 이루지 않지만, 옆구리 근육 속에서 늑골의 끝단이 끝난다; 그러므로 그들은 *부유* 늑골로 불린다.

운동

"늑추관절"에서 설명되었듯이, 늑곽의 팽창과 수축이 가능해진다.

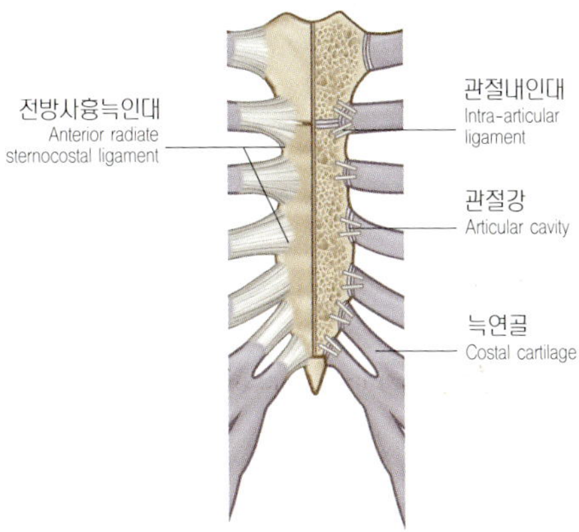

그림 6.14 흉늑관절(전면).

흉골관절 (Sternal Joints)

관절 유형

흉골병흉골관절: 연골성 결합과 비슷한 모양의 관절(약간의 움직임이 일어난다).

검상흉골관절: 비가동의 연골성 관절(연골결합); 노년기에 대개 골화된다.

관절 특성

흉골병흉골관절: 2번째 늑연골 근처에 있는 흉골체와 흉골병 사이

검상흉골관절: 흉골체와 검상돌기 사이; 이 관절은 흉곽강의 아래쪽 경계 범위를 표시한다.

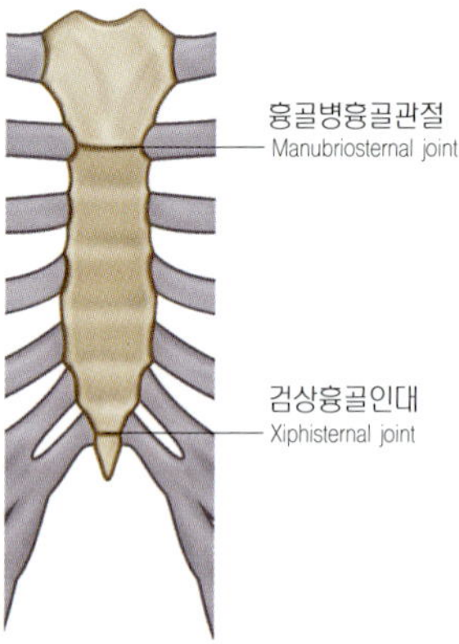

그림 6.15 흉골관절(전면). 견갑대와 상지의 관절.

견갑대와 상지의 관절 Joints of the Shoulder Girdle and Upper Limb

흉쇄관절(Sternoclavicular Joint)

관절 유형

기능적으로는 윤활 구상관절이다. 그러나 대부분의 관절면과는 달리, 관절연골은 초자연골이 아니라, 섬유연골이다.

관절 특성

쇄골의 흉골측 끝단, 흉골병의 쇄골절흔과 1번 늑연골 사이

참고 : 섬유연골성 관절원반이 관절 공간을 2개의 윤활강으로 나눈다.

운동

다른 구상관절과 마찬가지로, 운동은 모든 운동면에서 일어나지만, 전후 운동과 회전은 약간 제한된다. 관절은 견갑대(shoulder girdle)의 집단 운동에 관여한다.

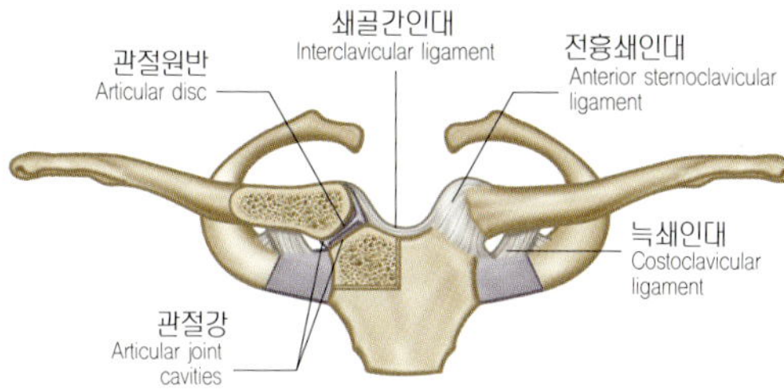

그림 6.16 흉쇄관절(전면).
참고: 흉쇄관절의 뒤쪽면은 전흉쇄인대와 비슷하지만, 약한 후흉쇄인대를 가진다.

견쇄관절 (Acromioclavicular Joint)

관절 유형

윤활 평면관절

관절 특성

쇄골의 외측 끝단과 견봉의 안쪽면 사이

참고: 때때로 관절강이 존재하지 않는 경우도 있지만, 섬유연골성 관절원반이 그 관절강을 부분적으로 나눈다.

운동

이 관절은 견갑대의 집단 운동에 관여하고, 쇄골에 대한 견갑골의 위치를 변화시킨다.

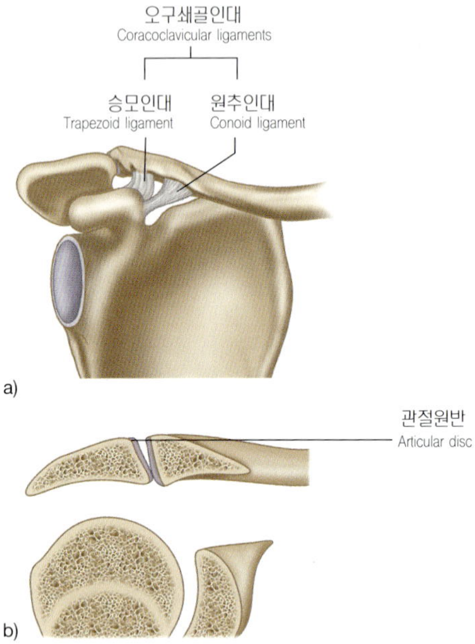

그림 6.17 견쇄관절: (a) 전면; (b) 관상면.

견관절 (관절와상완관절) (Shoulder (Glenohumeral) Joint)

관절 유형

윤활 구상관절

관절 특성

상완골두는 얕은 배 모양의 견갑골 관절와와 관절을 이룬다. 비록 *관절순*으로 불리는 섬유연골성 테두리에 의해 관절와의 깊이가 보강되고 있지만, 이 관절은 선천적으로 불안정한데, 그 이유는 관절와의 크기가 상완골두 크기의 ⅓밖에 안되기 때문이다. 견관절은 인체 관절 중에서 가장 자유롭게 움직이는 관절인데, 그 이유는 최대 가동범위를 위해 안정성이 희생되기 때문이다.

관절낭*(Articular Capsule)*

관절낭은 관절와의 가장자리(관절순의 일부 포함)에서 시작해 상완골의 해부경에 이른다. 얇은 이런 관절낭은 매우 느슨하여 관절의 움직임을 최대로 만들 수 있다. 팔이 몸통 옆에 놓여 있을 때는, 관절낭의 하부가 느슨한 주름(접힘) 안에 매달린 형태를 띤다. 이런 주름(접힘)은 팔을 외전했을 때 점진적으로 팽팽해지고, 팔을 계속 거상하면 더욱 팽팽해진다. 관절낭은 견관절의 안정성에 거의 기여하지 않는다. 관절낭과 밀접한 관련성이 있는 주변 근육들이 관절 안정성을 주로 제공한다.

인대*(Ligaments)*

횡상완인대: 상완골 대결절과 소결절 사이의 틈을 지나간다; 이것은 견관절을 벗어난 상완이두근의 장두가 결절간구 안에 잘 유지되도록 돕는다.

관절와상완인대: 전방 관절낭의 안쪽면에 있는 약간 두꺼운 3개의 세로 섬유이다; 존재하지 않는 경우도 있다.

오구상완인대: 견갑골 오구돌기에서 상완골 해부경의 위쪽 부위까지 이어진다; 이것은 관절낭의 위쪽 부분을 크게 보강하고, 앞쪽 부분을 약하게 보강한다.

오구견봉인대: 이 인대는 관절낭으로부터 완전히 분리되어 있다. 이것은 견관절의 상단 선반을 형성하고, 오구돌기와 견봉 사이를 이어준다.

견관절에는 몇 가지 점액낭이 존재한다. 가장 중요한 점액낭은 견봉하점액낭이고, 이것은 견관절 위쪽에 위치한 극상근건과 오구견봉인대를 분리시킨다.

***건**(Stabilizing Tendons)*

상완이두근 장두: 관절순의 상연에서 시작해 관절강 속으로 들어간 후, 관절낭 속을 주행한다(따라서 그것은 윤활막의 수초로 덮여 있다).

상완이두근 장두가 관절강을 벗어난 후, 상완골의 결절간구 안으로 들어간다. 이것은 상완골두를 관절강에 잘 고정시키는 역할을 하여, 견관절을 움직이는 동안 꾸준한 영향을 준다.

회선근개건: 4개의 회선근개(극상근, 극하근, 소원근 및 견갑하근)의 건이 견관절을 둘러싸고, 관절낭과 융합된다. 결과적으로, 회선근개나 그들의 건은 공을 던질 때처럼 관절이 강하게 회선할 때 쉽게 손상된다.

참고: 견관절의 보강은 아래쪽 부분이 가장 약하기 때문에, 상완골이 하방으로 탈구되기 쉽다.

***운동**(Movements)*

굴곡, 신전, 외전, 내전, 내회전, 외회전, 회선 및 거상(굴곡과 외전의 결합된)(1장 참고).

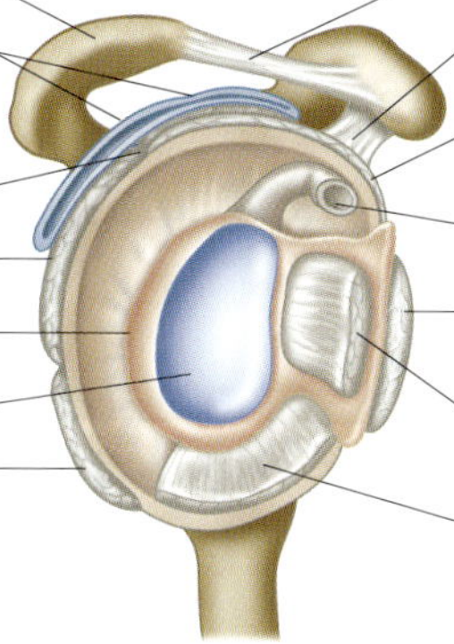

a)

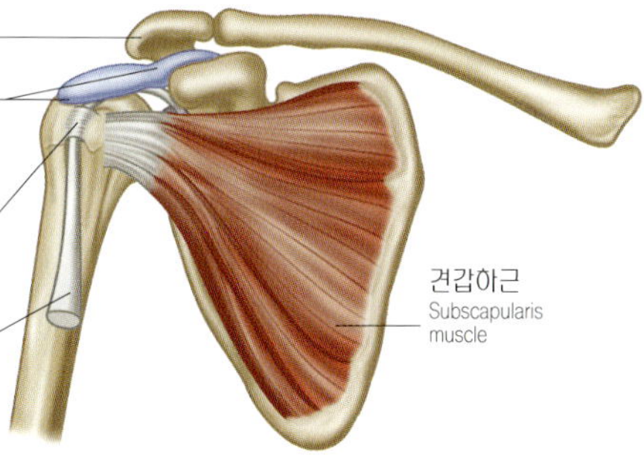

b)

그림 6.18 견관절: (a) 우측 팔, 측면; (b) 우측 팔, 전면(절제됨).

주관절 (Elbow Joint)

관절 유형

윤활 경첩관절

관절 특성

요골두의 상면은 상완골소두와 관절을 이룬다. 척골의 활차패임은 상완골 활차와 관절을 이룬다(활차는 경첩 기전과 주요 안정화 요소로 작용한다).

관절낭(*Articular Capsule*)

상대적으로 느슨한 관절낭은 상완골의 관상돌기와와 주두와에서 시작해 척골의 관상돌기와 주두, 그리고 요골두를 감싸는 윤상인대까지 이어진다. 관절낭은 굴곡과 신전을 허용하기 위해 전후로 얇은 편이지만, 좌우측의 측부인대에 의해 보강되고 있다.

인대(*Ligaments*)

척측 측부인대: 관절낭의 내측면을 보강하는 3개의 강한 섬유띠

요측 측부인대: 관절낭의 외측면을 보강하는 강한 삼각형 인대

건(*Stabilizing Tendons*)

전완에 위치한 많은 근육뿐만 아니라, 상완이두근, 상완삼두근 및 상완근 등의 건; 이들 건은 주관절을 통과하고, 추가적인 안전을 제공한다.

운동(*Movements*)

굴곡과 신전

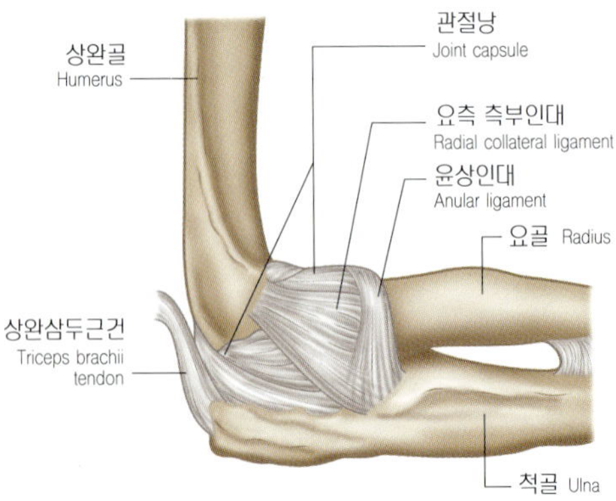

a)

그림 6.19 주관절: (a) 우측 팔, 측면

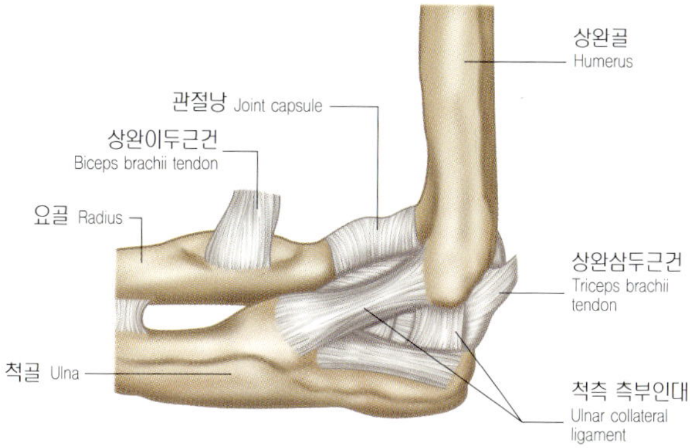

b)

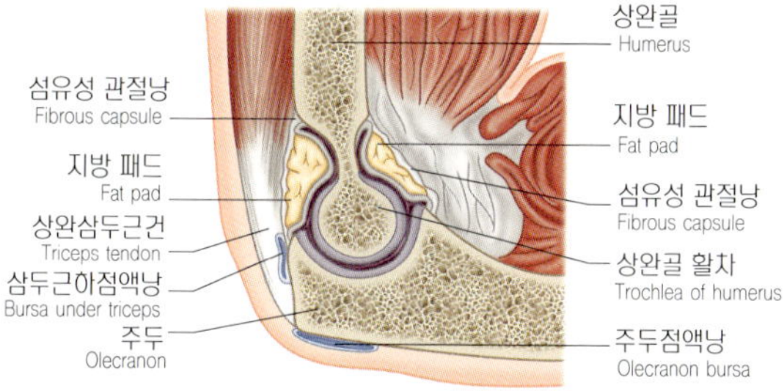

c)

그림 6.19 (계속): (b) 우측 팔, 내측면; (c) 우측 팔, 정중시상면.

근위 요척관절 (Proximal Radioulnar Joint)

관절 유형

윤활 차축관절

관절 특성

원반형 요골두는 척골의 요골절흔과 요골의 윤상인대로 형성된 고리 안에서 회전을 한다.

참고: 이 관절의 윤활강은 주관절의 윤활강으로 이어진다.

운동

전완의 회내와 회외

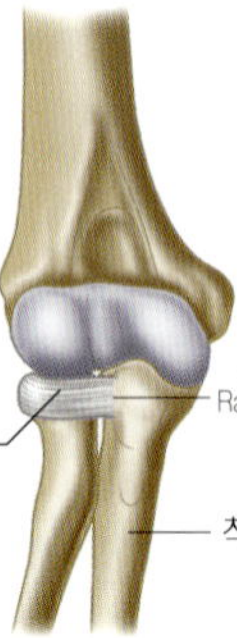

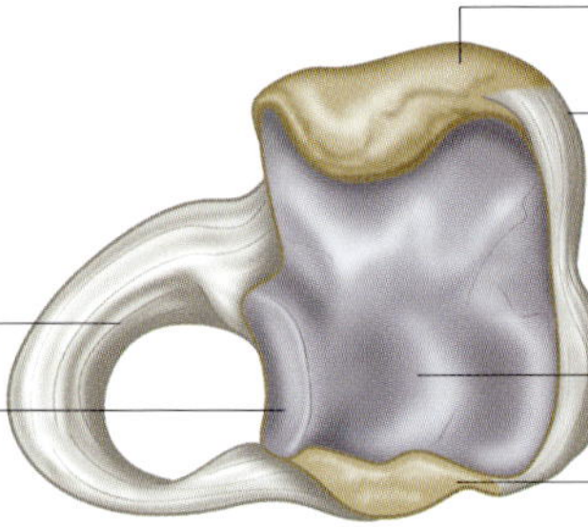

그림 6.20 근위 요척관절: (a) 좌측 팔, 전면; (b) 좌측 팔, 상면.

원위 요척관절 (Distal Radioulnar Joint)

관절 유형

윤활 차축관절

관절 특성

요골의 척골절흔과 척골두 사이

참고: 섬유연골성 관절원반은 척골 경상돌기와 원위 요골의 내측면과 단일체를 형성한다.

운동

전완의 회내와 회외

중간 요척관절 (Intermediate Radioulnar Joint)

관절 유형

인대성 결합

관절 특성

골간막을 통해 요골의 골간막연과 척골의 골간막연을 연결한다. 부가적으로, *사삭*으로 불리는 가는 섬유 밴드가 척골조면과 요골체의 근위 끝단을 연결한다.

기능

심부 전완근의 기시점이 부착하는 면적을 증가시킨다; 요골과 척골을 결합하는데 도움을 준다; 손에서 발생하여 요골을 따라 올라오는 힘을 척골로 전달한다.

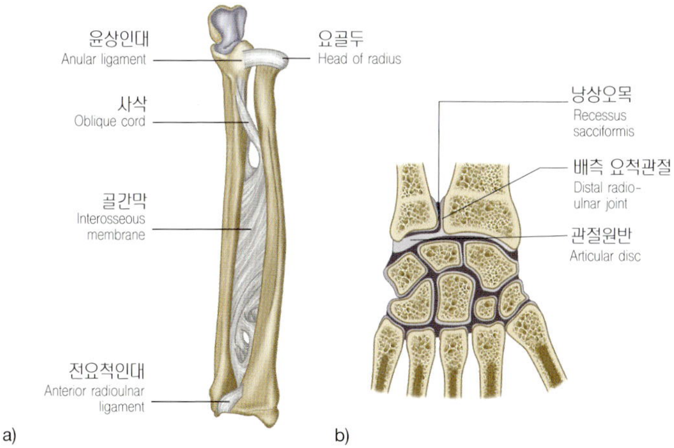

그림 6.21 원위 요척관절과 중간 요척관절: (a) 좌측 팔/손(전면); (b) 좌측 팔/손(관상면).

요수근관절 (손목관절) (Radiocarpal Joint) (Wrist Joint)

관절 유형

윤활 과상관절

관절 특성

요골의 원위 관절면과 관절원반("원위 요척관절"에서 설명된 원반과 동일한 원반)은 근위 열 수근골(주상골, 월상골, 삼각골)과 관절을 이룬다.

운동

수근간관절과 결합된 운동: 굴곡, 신전, 내전(척측편위), 외전(요측편위) 및 회선

수근간관절 (Intercarpal Joints)

관절 유형

윤활 평면관절

관절 특성

수근골의 근위열과 원위열 사이, 근위열의 이웃한 수근골 사이, 그리고 원위열의 이웃한 수근골 사이

운동

요수근관절과 결합된 운동: 굴곡, 신전, 내전(척측편위), 외전(요측편위) 및 회선

엄지의 수근중수관절 (Carpometacarpal Joint of the Thumb)

관절 유형

윤활 안장관절

관절 특성

대능형골과 1번 중수골저 사이

운동

굴곡, 신전, 외전 및 내전. 굴곡의 끝범위에서는, 1번 중수골이 내회전되어 엄지의 장측면을 나머지 손가락의 패드 쪽으로 가져갈 수 있다.

반대로, 무지(엄지)가 완전히 신전될 때는 약간의 외회전이 일어난다. 이들 움직임이 복합적으로 일어나면, 엄지의 회선을 일으킬 수 있다.

일반 수근중수관절 (Common Carpometacarpal Joint)

관절 유형

윤활 평면관절

관절 특성

원위 열의 수근골과 내측 4개의 중수골저 사이

운동

매우 적은 움직임만 가능하다. 그러나 5번 중수골과 유구골 사이의 관절은 납작한 안상관절로써 작지만, 소지의 대립을 일으켜 소지를 손바닥으로 가져갈 수 있다.

중수간관절 (Intermetacarpal Joints)

관절 유형

윤활 평면관절

관절 특성

2번 중수골에서 5번 중수골까지의 이웃한 중수골저 측면들 사이

운동

인접한 중수골 사이의 제한된 운동

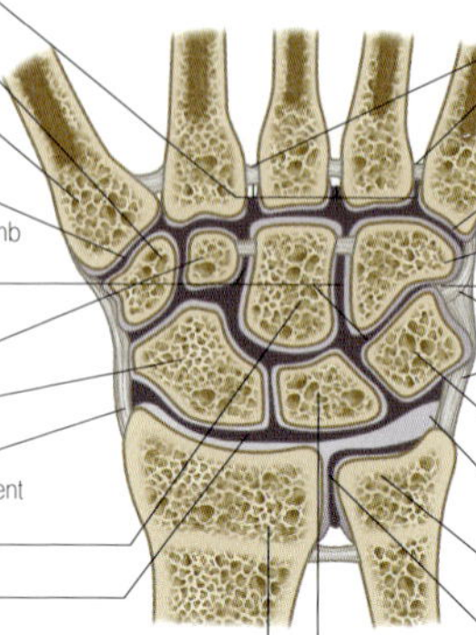

그림 6.22 요수근관절(손목), 수근간관절, 수근중수관절 및 중수간관절(관상면).

중수지절관절 (Metacarpophalangeal Joints)

관절 유형

윤활 과상관절

관절 특성

중수골과 근위 수지골저 사이

참고: 장지신근건의 팽창부 때문에 관절의 배측에는 관절낭이 거의 존재하지 않는다.

운동

굴곡과 신전. 외전과 내전(신전시에만 가능하지만, 무지에서는 움직임이 거의 일어나지 않는다). 복합 움직임에 의해 회선이 일어날 수 있다.

지절간관절 (Interphalangeal Joints)

관절 유형

윤활 경첩관절

관절 특성

근위 수지골과 중간 수지골 사이(근위 지절간관절, PIP), 또는 중간 수지골과 원위 수지골 사이(원위 지절간관절, DIP).

운동

굴곡과 신전

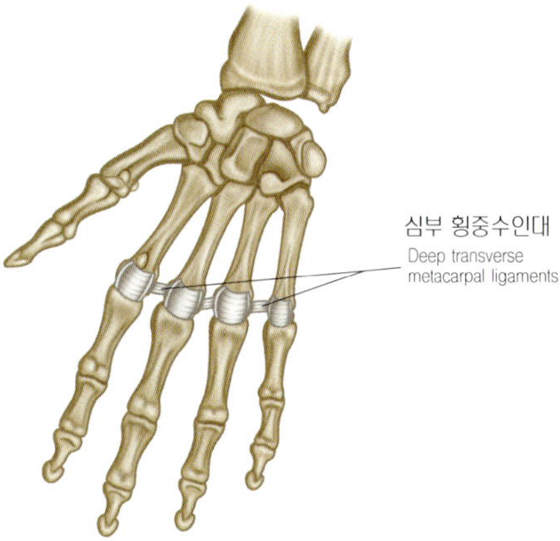

a)

b)

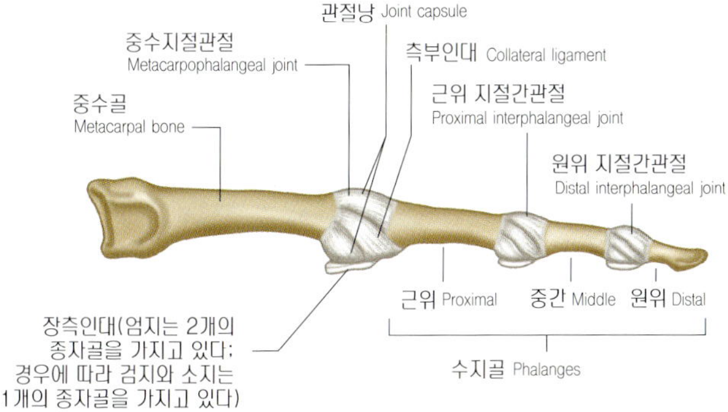

그림 6.23 중수지절관절과 지절간관절: (a) 전면; (b) 내측면.

골반대(하지대)와 하지의 관절
Joints of the Pelvic Girdle and Lower Limb

요천관절과 천미관절 (Lumbosacral and Sacrococcygeal Joints)

관절 유형

요천관절과 천미관절: 연골성 결합(약간의 움직임을 가진)

관절 특성

요천관절: 5번 요추와 1번 천골체 사이; 이 관절은 장요인대가 추가된 것을 제외하고는, 다른 전형적인 추간관절과 비슷한 특징을 가진다.

천미관절: 마지막 천골과 1번 미골 사이; 이 관절은 천미인대에 의해 모든 측면으로 보강을 받고 있다.

참고: 위의 2개 관절은 섬유연골성 추간판을 가지고 있다.

운동

요천관절: 요추관절의 전체 움직임에 영향을 준다.

천미관절: 기능적인 움직임은 거의 없고, 노년기에 부분적 또는 완전하게 사라진다.

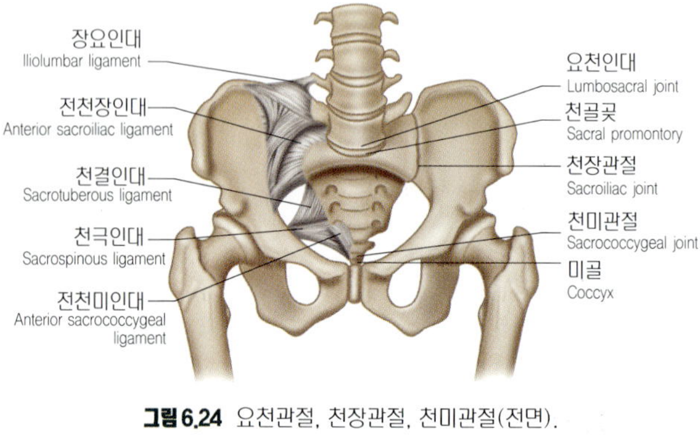

그림 6.24 요천관절, 천장관절, 천미관절(전면).

천장관절 (Sacroiliac Joint)

관절 유형

불규칙한 함몰 부위와 결절을 가진 윤활관절

참고: 천골의 관절면은 초자연골이지만, 장골의 관절면은 대개 섬유연골이다.

관절 특성

천골 관절면과 장골 관절면 사이

운동

움직임이 매우 제한되어 있는데, 그 이유는 불규칙한 관절면과 강한 천장인대 때문이다.

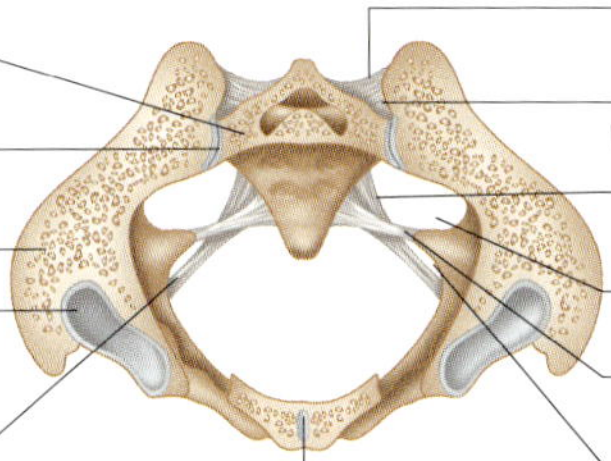

그림 6.25 골반의 횡단면.

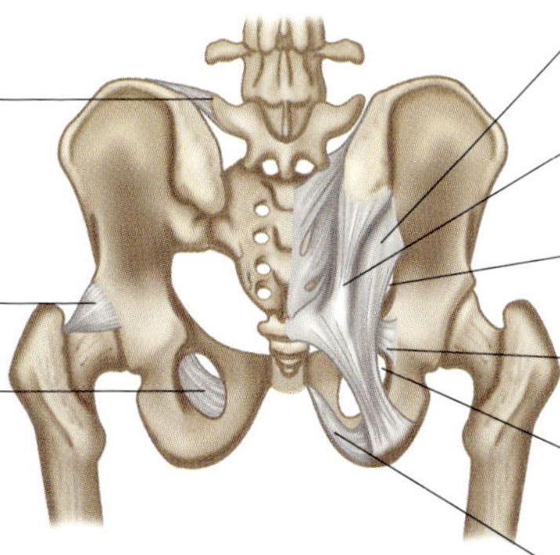

그림 6.26 골반의 인대(후면).

치골결합 (Pubic Symphysis)

관절 유형

연골성 결합(약간의 가동관절)

관절 특성

양쪽 상치골지 사이의 관절.

참고: 이 관절은 슬릿과 같은 공간을 가진 섬유연골성 원반을 가지고 있고, 여성의 경우는 큰 공간으로 발전할 수 있다.

운동

임신과 출산 때 약간의 치골 분리를 제외하고는, 움직임이 거의 일어나지 않는다.

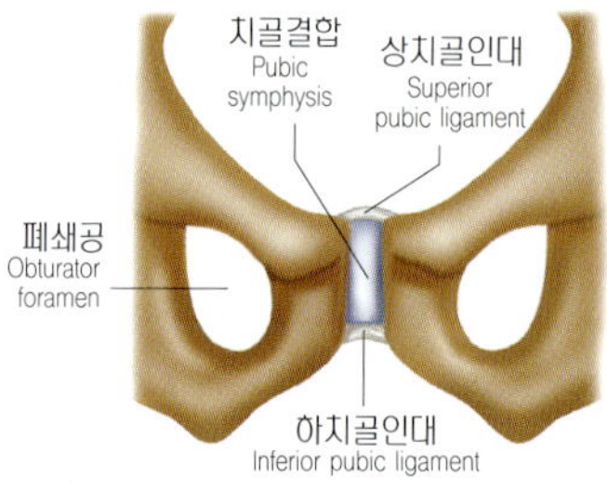

그림 6.27 치골결합(전면).

고관절 (Hip Joint)

관절유형

윤활 구상관절

관절 특성

구형의 대퇴골두는 컵모양의 비구와 관절을 이룬다. 비구순으로 불리는 원형의 섬유연골 테두리는 대퇴골두를 고정시키는 역할뿐만 아니라, 비구의 깊이를 더 깊게 만든다. 견관절과는 달리, 고관절은 관절 일치성이 좋다.

관절낭

관절낭은 비구의 가장자리에서 대퇴골경으로 이어진다. 관절낭은 견관절의 얇고 느슨한 형태에 비해 신전 시에 매우 강해진다.

인대

장골대퇴인대: 두껍고 강한 삼각형의 인대로써 고관절의 앞쪽에 위치한다.
치골대퇴인대: 관절낭의 아래족에 위치하는 두꺼운 삼각형의 인대이다.
좌골대퇴인대: 고관절의 뒤쪽에 위치하는 나선형의 인대이다.

이들 3개의 인대는 사람이 일어설 때(즉, 고관절이 굴곡에서 신전으로 움직일 때), 대퇴골두가 비구 안으로 "회전하면서 맞물리도록" 만들어 선 자세를 견고하게 유지시킨다.

대퇴골두인대: 원인대로 불리며, 이런 납작한 관절낭속 인대는 대퇴골두에서 비구순의 아래쪽 부분으로 주행한다. 원인대는 대퇴골두에 혈액을 공급하는 동맥을 가지고 있다. 원인대는 대부분의 고관절 운동 동안 느슨한 상태로 있기 때문에 관절의 안정성에 기여하지 못한다.

건

이 관절은 관절의 구조와 인대로 인해 본질적으로 안정된 관절이다. 모든 주위 근육과 건이 관절의 안정성에 영향을 주지만, 견관절의 근육에 비해 안정화 능력이 떨어지는 편이다.

운동

굴곡, 신전, 외전, 내전, 내회전, 외회전 및 회선(견관절에 비해 제한되는 편)

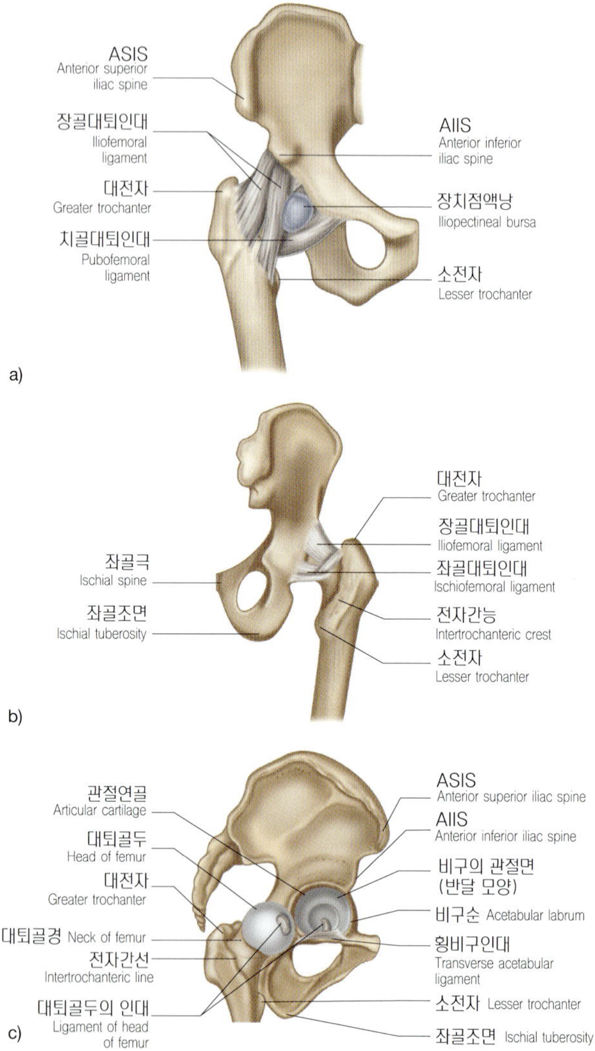

그림 6.28 고관절: (a) 우측 다리의 전면; (b) 우측 다리의 후면; (c) 우측 다리의 측면.

슬관절 (Knee Joint)

슬관절은 인체에서 가장 크고 복잡한 관절이다. 슬관절의 관절강은 3개의 관절을 포함하고 있다: 외측과 내측의 경퇴관절과 대퇴슬개관절.

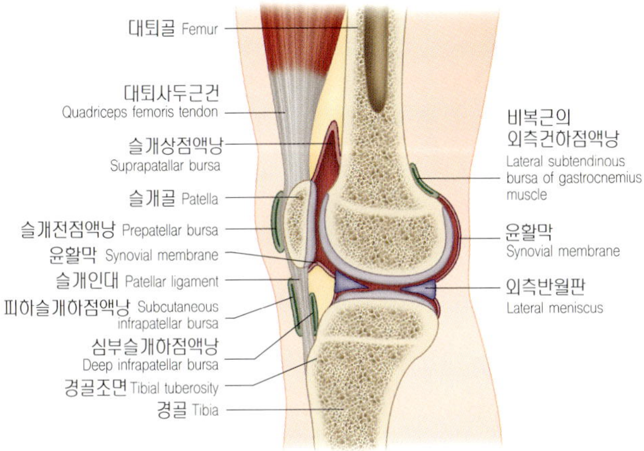

그림 6.29 우측 다리의 슬관절: 정중 시상면으로 관찰.

관절 유형

경퇴관절: 기능적으로 변형된 경첩관절이지만, 구조적으로는 과상관절이다.

대퇴슬개관절: 평면관절

관절 특성

경퇴관절: 대퇴골의 외측과와 내측과가 경골의 외측과와 내측과와 관절을 이루지만, 경골 관절면 위에 C자 모양의 반월판이 존재한다.

대퇴슬개관절: 슬개골의 뒤쪽 관절면이 대퇴골의 원위 끝단에 있는 슬개골 관절면(patellar surface)과 관절을 이룬다.

관절낭

슬관절은 관절낭이 관절강의 일부만 감싸는 유일한 관절이다. 그 대신,

진성 관절낭 섬유가 근육 건이나 그들의 연장부로 구성된 인대성 수초내에서 통합된다. 진성 관절낭 섬유는 슬관절의 측면과 후면에서만 존재한다.

관절낭 바깥에 있는 인대들

내측 측부인대: 대퇴골의 내측상과에서 경골의 내측과로 이어지기 위해 아래쪽과 앞쪽으로 주행하는 넓고 납작한 인대이다; 일부 섬유는 내측 반월판에도 연결되어 있다.

외측 측부인대: 둥근 밧줄 모양의 인대이며, 관절낭의 외측면에 부착되지 않는다; 이것은 대퇴골두의 외측상과에서 시작해 아래쪽과 뒤쪽으로 주행한 후 비골두에 도착한다.

경사슬와인대: 반막모양근건의 연장부이며, 위쪽과 가쪽으로 주행하여 슬관절의 후방을 덮는다.

궁상슬와인대: 비골두에서 관절낭의 뒤쪽 부분으로 들어가기 위해 위쪽과 안쪽으로 주행한 후, 대퇴골의 외측과에 도달한다. 이 인대는 슬관절의 후방을 보강해 준다.

관절낭 속에 있는 인대와 반월판

전십자인대: 경골 과간영역의 앞쪽에서 대퇴골 외측과의 안쪽면에 연결되기 위해, 위쪽, 가쪽 및 뒤쪽으로 경사지게 주행한다; 전십자인대는 경골에 대한 대퇴골의 후방 전위를 막아주고, 슬관절의 과신전을 차단하는 데 도움을 준다.

후십자인대: 경골 과간영역의 뒤쪽에서 대퇴골 내측과의 가쪽면에 연결되기 위해, 위쪽, 안쪽 및 앞쪽으로 경사지게 주행한다. 그러므로 이 인대는 약한 전십자인대의 내측에 위치한다; 이 인대는 경골에 대한 대퇴골의 전방 전위를 막아준다.

십자인대는 관절낭 속에 위치하지만, 관절강 바깥에 위치한다. 윤활막은 관절낭 표면의 대부분을 덮고 있다.

반월판: 대퇴골의 내외측과와 경골의 내외측과 사이에 있는 쐐기모양의 섬유 구조물. 그들은 관절면의 불일치성을 보강하는데 도움을 주고, 또 슬관절로

전달되는 충격을 흡수한다. 반월판은 최가쪽 가장자리에만 부착되기 때문에 찢어지기 쉽다. 내측 반월판은 내측 측부인대와도 연결되어 있어서, 외측 반월판보다 더 견고하게 부착되어 있다. 외측 반월판은 외측 측부인대와 부착되지 않는다.

내측과 외측의 관상인대: 반월판과 경골의 외측과와 내측과를 연결하는 관절낭 섬유.

슬관절 횡인대: 양쪽 반월판의 앞쪽 부분을 연결하는 섬유 밴드.

건

슬개인대(ligamentum patellae): 대퇴사두근건의 원위 부분이며, 강한 인대이다. 슬개인대는 슬개골(건 속에 심겨진 종자골)에서 시작해 경골조면으로 이어진다.

내측 슬개지대와 외측 슬개지대로 불리는, 얇은 밴드가 각각 경골 내측과와 외측과에 부착하기 위해 슬개골의 측면에서 아래로 주행하고, 이 구조물은 효율적으로 전방 관절낭으로 대체된다.

반막모양근의 건: 슬관절의 후방을 강화하는 데 도움이 된다. 슬관절을 둘러싼 근육들은 관절의 안정장치로써 특히 중요하다.

운동

굴곡, 신전. 슬관절이 굴곡되었을 때, 약간 회전이 일어날 수 있다. 이것 이외에, 여러 인대(특히, 십자인대)와 건의 팽팽함 때문에, 슬관절이 완전하게 신전할 때 약간의 대퇴골 내회전이 고정된 경골 위에서 일어난다(공을 찰 때와 같이 대퇴골과 경골 모두가 고정되지 않을 때, 경골은 신전의 끝지점에서 외회전하고, 굴곡의 시작지점에서 내회전을 한다).

참고: 슬와근은 굴곡을 하기 전에 신전된 슬관절을 해제하여 굴곡이 일어날 수 있도록 만든다.

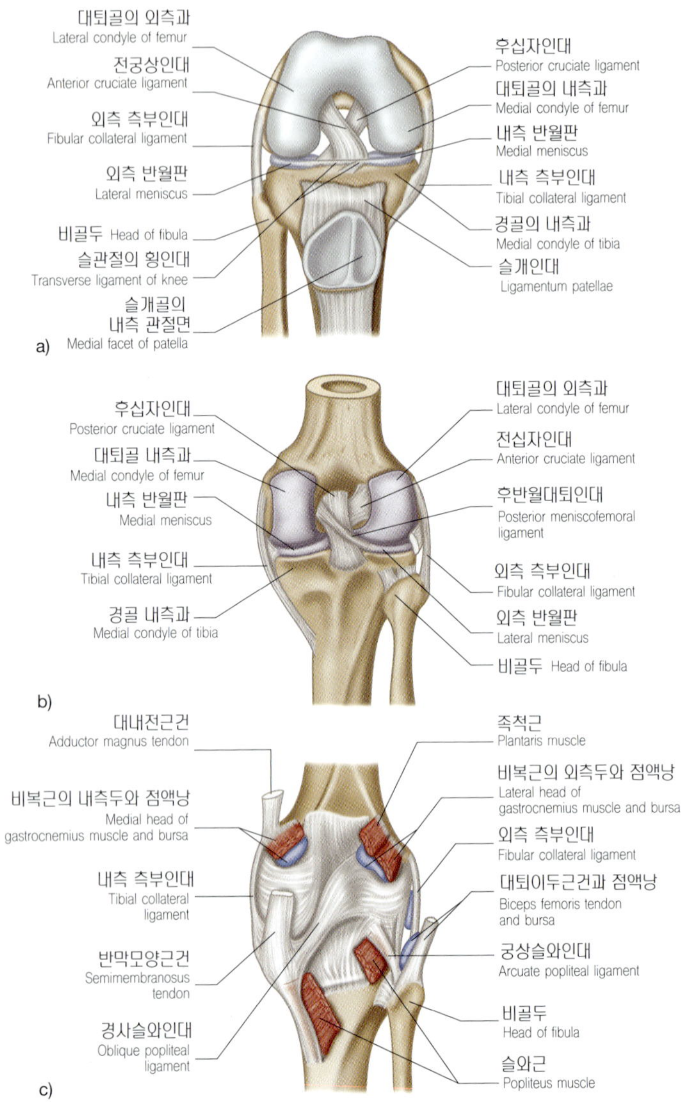

그림 6.30 우측 다리의 슬관절: (a) 전면; (b) 후면; (c) 우측 다리의 후면.

근위 경비관절 (Proximal Tibiofibular Joint)

관절 유형

윤활 평면관절

관절 특성

비골두와 외측과(경골) 사이

운동

운동은 족관절의 운동과 함께, 약간 수동적으로 일어난다.

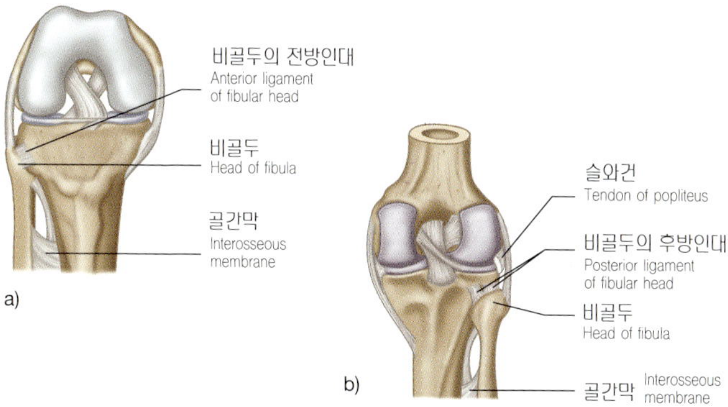

그림 6.31 우측 다리의 근위 경비관절: (a) 전면; (b) 후면.

원위 경비관절 (Distal Tibiofibular Joint)

관절 유형

인대결합

관절 특성

경골과 비골의 원위 끝단에 있는 삼각형의 관절면 사이

운동

운동은 족관절의 운동과 함께, 약간 수동적으로 일어난다.

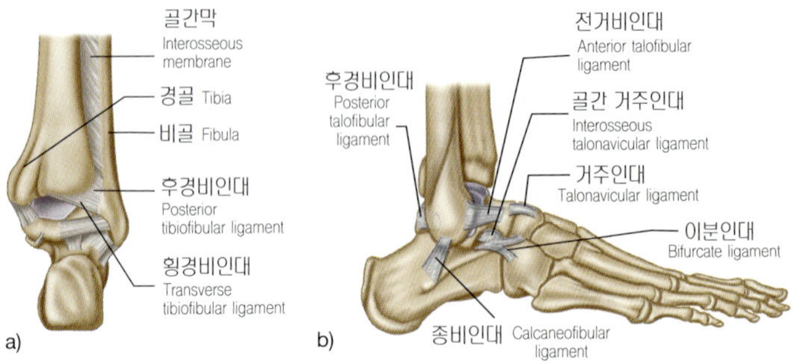

그림 6.32 우측 발의 원위 경비관절: (a) 후면; (b) 측면.

족관절 (Ankle Joint)

관절 유형

윤활 경첩관절

관절 특성

원위 경골, 경골의 내과, 비골의 외과 및 거골 사이. 그러므로, 경골과 비골의 원위 끝단은 거골을 위한 함몰 부위를 제공한다.

운동

배측굴곡과 저측굴곡

족궁 (The Arches of the Foot)

발의 뼈들은 3개의 족궁을 형성하도록 배열되어 있다: 외측 종족궁, 내측 종족궁 및 횡족궁. 그들의 형태는 스프링처럼 작용하여 체중을 부하할 뿐만 아니라, 운동에 의해 생성된 충격을 흡수하도록 만든다. 이들 족궁의 유연성이 보행이나 달리기와 같은 기능을 촉진시킨다.

내측 종족궁은 거골, 종골, 주상골, 3개의 설상골, 그리고 1번–3번 중족골에 의해 형성된다. 내측 종족궁이 대부분의 체중을 부하한다. 만곡족(Pes cavus)은 내측 종족궁이 비정상적으로 높은 것으로서, 이 때문에 족저구(foot ball)와 발꿈치에 높은 스트레스가 가해져서 보행 시 충격 흡수 능력이 떨어진다.

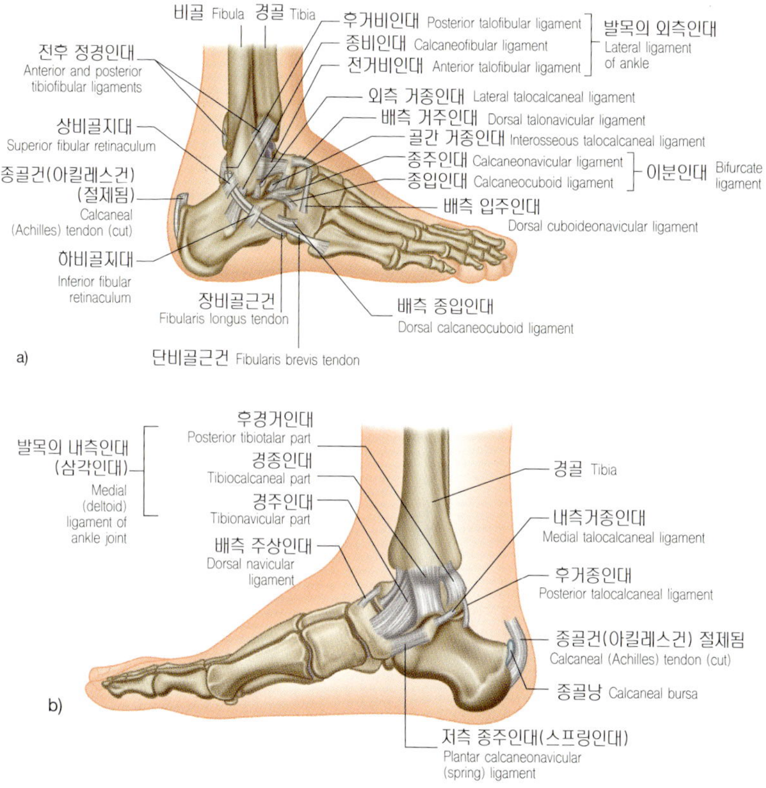

그림 6.33 족관절: (a) 우측 발, 외측면; (b) 우측 발, 내측면.

외측 종족궁은 4개의 뼈로 구성된다: 종골, 입방골 및 4번째와 5번째의 중족골. 평발(편평족)이 가장 흔한 문제의 발이며, 족궁이 내려앉은 상태이다.

횡족궁은 관상면에 위치하며, 3개의 설상골, 입방골 및 중족골저로 구성된다.

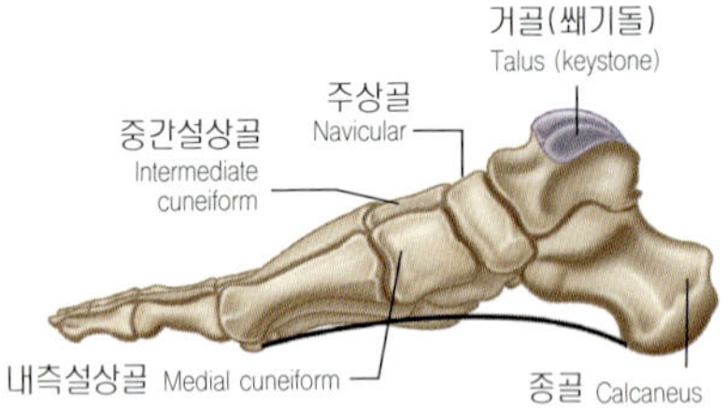

a) **내측 종족궁** Medial longitudinal arch

지지요소

전경골근건 Tibialis anterior tendon

후경골근건 Tibialis posterior tendon

장모지굴근건 Flexor hallucis longus tendon

스프링인대 Spring ligament

단척인대 Short plantar ligament

장척인대 Long plantar ligament

장비골근 Fibularis longus

족저근막 Plantar fascia

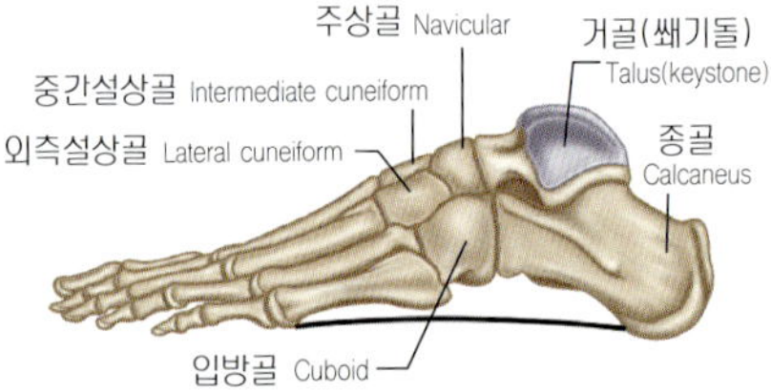

b) **외측 종족궁** Lateral longitudinal arch

지지요소

단비골근건 Fibularis brevis tendon

장비골근건 Fibularis longus tendon

장척인대 Long plantar ligament

단척인대 Short plantar ligament

족저근막 Plantar fascia

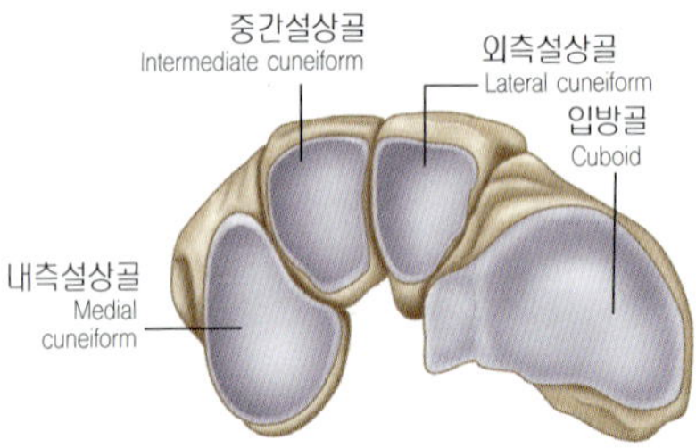

c) **횡족궁** Transverse arch

지지요소

뼈의 형태 Shape of bones

설상골(쐐기형태, 주상골 포함)
Cuneiforms (wedge shaped, includes navicular)

장비골근 Fibularis longus

그림 6.34 족궁: (a) 내측 종족궁; (b) 외측 종족궁; (c) 횡족궁.

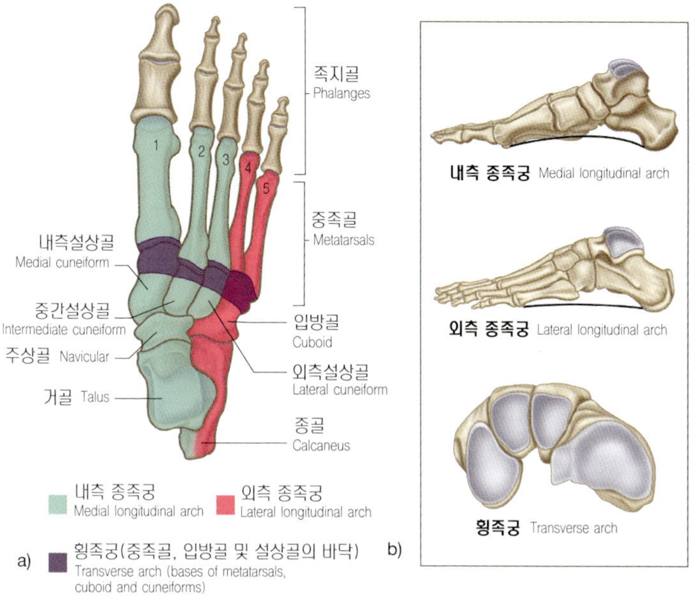

그림 6.35 족궁을 이루는 뼈의 도식적 해석.

족근간관절 (Intertarsal Joints)

관절 유형

윤활 평면관절의 복합체

관절 특성

거골하관절: 거골의 아래쪽면과 종골의 위쪽면 사이

거종주관절: 거골, 종골 및 주상골 사이

종입관절: 종골과 입방골 사이

횡족근관절: 거골의 전체 폭을 가로지르는 횡단면을 설명하는데 사용되는 용어이고, 거종주관절과 종입관절로 구성된다.

설주관절: 설상골과 주상골 사이
설상간관절: 3개의 설상골 사이
설입관절: 외측 설상골과 입방골 사이

운동

족근골: 발의 내반과 외반

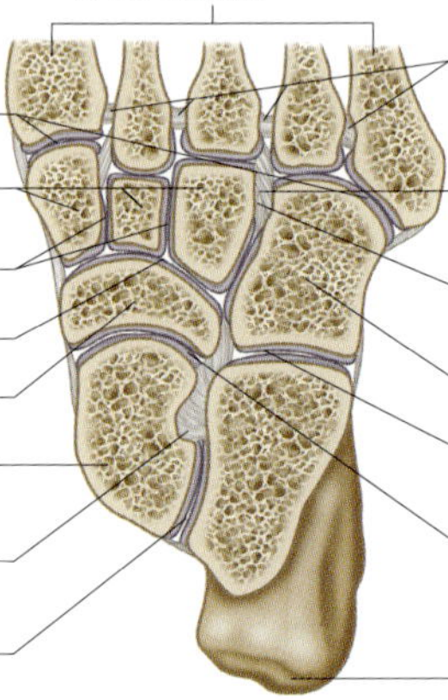

그림 6.36 족근간관절(우측 발의 횡단면).

족근중족관절과 중족간관절 (Tarsometatarsal and Intermetatarsal Joints)

관절 유형

윤활 평면관절

관절 특성

족근중족관절: 원위 열의 족근골(입방골과 3개 설상골)과 중족골저 사이
중족간관절: 모든 외측 중족골저의 측면에 있는 관절면 사이

운동

인대와 뼈의 잠김에 의해 제한되는 중족골의 작은 활주 운동은 발의 내반과 외반에 약간 영향을 준다.

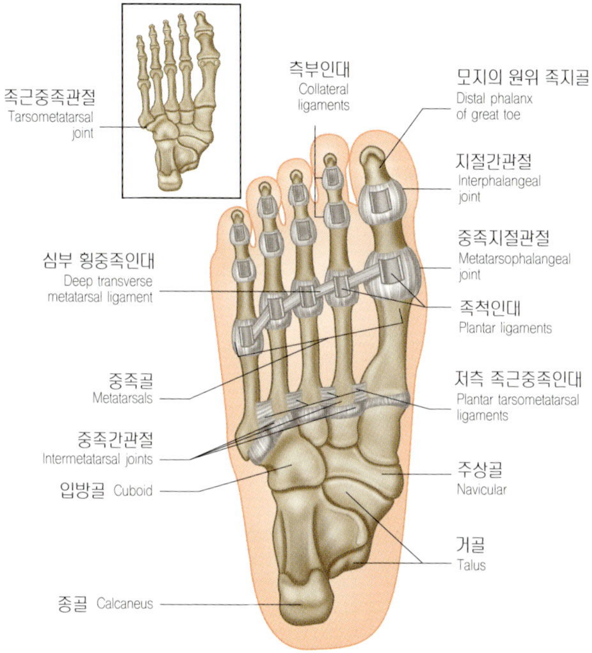

그림 6.37 족근중족관절, 중족간관절, 지절간관절 및 중족지절관절(저측면).

중족지절관절 (Metatarsophalangeal Joints)

관절 유형

윤활 과상관절

관절 특성

중족골두와 근위 족지골저 사이

참고: 관절낭은 신근건 팽창 때문에 배측면에 많이 존재하지 않는다.

운동

굴곡과 신전. 외전과 내전. 복합 운동으로 회선이 일어날 수 있다.

참고: 발가락을 굴곡할 때 발가락이 내전되고, 신전할 때 발가락이 외전되는 경향이 있고, 약간 외측으로 경사진다. 운동은 손의 해당 관절보다는 크게 일어나지 않는다.

지절간관절 (Interphalangeal Joints)

관절 유형

윤활 경첩관절

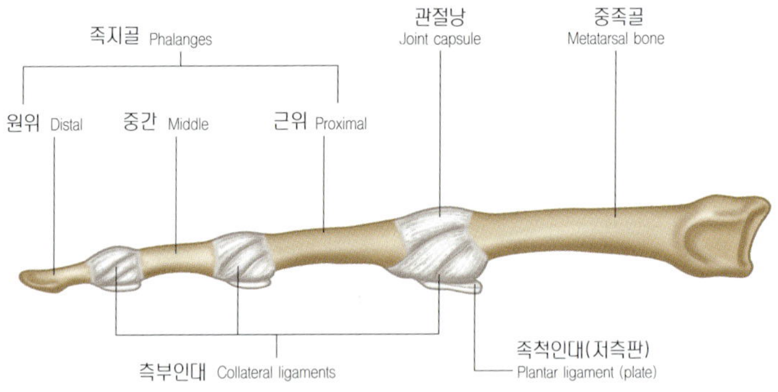

그림 6.38 종족지절관절과 지절간관절(측면).

관절 특성

근위 족지골과 중간 족지골(근위지절간관절, PIP) 사이, 또는 중간 족지골과 원위 족지골(원위지절간관절, DIP).

운동

굴곡과 신전

7 장

근육골격계 The Musculoskeletal System

골격근의 구조와 기능 Structure and Function of Skeletal Muscle

골격근(체성 근육 또는 수의근)은 사람 체중의 약 40%를 차지한다. 골격근의 주요 기능은 수축과 이완의 협응 능력을 통해 움직임을 일으키는 것이다. 그들은 뼈에 직접 부착하거나 건(힘줄)을 통해 부착한다. 근육이 뼈에 직접 부착하든 또는 힘줄을 통해 부착하든 상대적으로 고정점이 되는 근 부착점을 *기시점*(origin)이라 한다. 근육이 수축할 때, 그 근육은 1개 이상의 뼈에 장력을 전달하고, 움직임을 일으킨다. 움직이는 뼈에 부착된 근육의 다른 지점(기시점이 아닌)을 *착지점*(insertion)이라 한다.

골격근 구조의 개요 (Overview of Skeletal Muscle Structure)

골격근의 기능적 단위는 *근섬유*(muscle fiber)로 알려져 있는데, 이것은 폭이 10–100㎛이고, 길이가 수 ㎜에서 30㎝ 이상되는 길다란 원통형의 세포이다. 근섬유의 세포질은 *근형질*(sarcoplasm)로 불리며, 이것은 *근초*(sarcolemma)로 불리는 세포막에 의해 감싸져 있다. *근내막*(endomysium)으로 알려진 섬세한 막이 개별 근섬유를 둘러싸고 있다.

여러 개의 근섬유들이 집단적으로 뭉쳐 *근속*(faciculus)으로 불리는 하나의 다발을 형성하는데, 이 근속은 *근주막*(perimysium)으로 알려진 교원질 수초에 의해 둘러싸여 있다. 여러 근속이 함께 뭉쳐 하나의 전체 근육을 형성하는데, 이 근육을 둘러싸고 있는 막을 *근외막*(epimysium)이라고 한다. 이들 근육의 막은 기시점의 힘줄에서 착지점의 힘줄까지 전체 근육 길이에 걸쳐 있다. 이런 전체 구조는 종종 *근육-건 단위*로 불린다.

우리가 미세 해부학에서 육안 해부학에 이르기까지 골격근의 구조를 자세히 정의하기 위해서는, 다음의 용어를 알고 있어야 한다: 근원섬유, 근내막, 근속(근다발), 근주막, 근외막, 심층 근막 및 표층 근막.

근원섬유*(Myofibrils)*

우리는 전자현미경을 통해, *근원섬유*로 알려진 근섬유의 수축성 성분을 구분할 수 있다. 근원섬유는 근육의 전체 길이 만큼 형성되어 있다. 각 근원섬유는 밝은 밴드와 어두운 밴드가 순차적으로 배열되어 있기 때문에, 근섬유가 줄무늬 형태를 띠게 된다; 이들 밴드는 *근잔섬유*(myofilaments) 또는 필라멘트로 불린다. 밝은 밴드(*I 밴드*)는 *등방성 밴드*로 간주되고, 액틴 단백을 만드는 가느다란 근잔섬유로 구성된다. 어두운 밴드(*A 밴드*)는 *비등방성 밴드*로 간주되고, 미오신 단백을 형성하는 두꺼운 근잔섬유로 구성된다. 3번째 근잔섬유는 "connectin"으로도 불리는 끈적한 단백인 티틴(titin)이고, 이것은 인체 조직에서 3번째로 풍부한 단백이다.

미오신 필라멘트(근잔섬유)는 배를 젓는 "노" 모양이고, 노의 끝에 달린 납작한 패들 모양은 미오신 머리에 해당한다. 미오신 머리는 액틴 필라멘트에 부착하여 액틴과 미오신을 이어주는 *교각*을 형성한다. 이들 교각(미오신 머리)는 *ATP(아데노신 삼인산)*를 에너지원으로 사용하여 양측의 액틴 필라멘트가 서로 가까워지도록 잡아당긴다.* 그 결과, 양쪽 손가락을 깍지끼듯이 필라멘트의 밝은 밴드와 어두운 밴드가 중첩되어 근수축을 일으킨다. 액틴-미오신 필라멘트의 세트를 *근절*(sarcomere)이라고 부른다.

---

*Huxley**의 활주설.** 근육의 기능을 설명할 때 일반적으로 수용되는 가설은 1954년에 Huxley와 Hanson이 제안한 활주설이다. 근섬유는 근육에 저장된 칼슘 이온의 방출을 유발하는 신경 자극을 받는다. ATP가 존재할 때, 칼슘 이온은 정전기(자기)적 결합을 형성하기 위해 액틴과 미오신에 결합한다. 이런 결합은 근섬유를 수축하거나 톤을 증가시킨다. 신경 충동이 멈추면, 근섬유는 이완한다. 필라멘트의 탄성 때문에, 필라멘트는 비수축된 길이, 즉 안정시의 톤까지 반동한다.

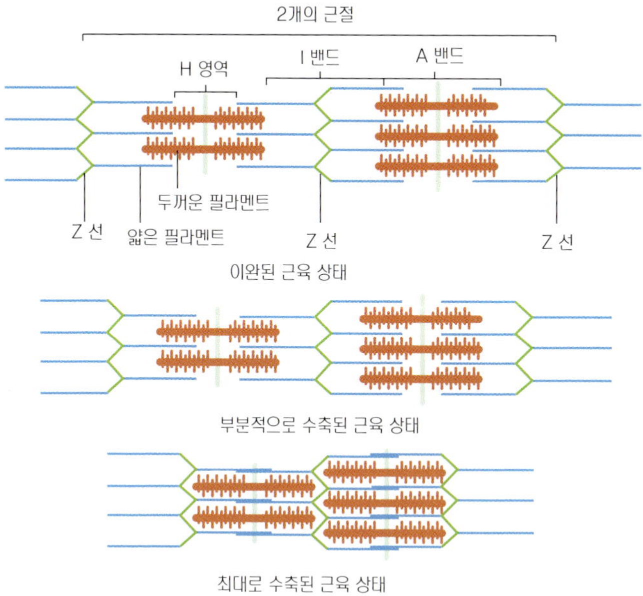

그림 7.1 근섬유내의 필라멘트가 서로 중첩되도록 움직이면, 근섬유가 단축되거나 수축한다.

- 밝은 영역은 *I 밴드*, 어두운 영역은 *A 밴드*로 알려져 있다.
- *Z 선*은 *I 밴드*의 중간 지점에 있는 얇고 어두운 선이다.
- *근절*은 연속된 Z 선 사이에 있는 근원섬유로 정의된다.
- A 밴드의 중앙에는 *H 영역*이 있다.
- *M 선*은 H 영역을 이등분하고, 근절의 정중앙 지점을 의미한다.

만약 외적 힘이 안정시의 톤(경미하지만 지속적인 근수축, 자세 유지에 도움이 되는) 수준을 초과해서 근육을 신장하면, 수축 동안에 발생하는 액틴과 미오신 결합의 효과가 역전된다. 초기에는 액틴과 미오신의 필라멘트가 신장에 순응하지만, 신장이 계속되면 티틴 필라멘트가 변위를 흡수하기 위해 점점 신장하게 된다. 이렇게 되면, 티틴 필라멘트가 근섬유의 신장성(extensibility)과 신장에 대한 저항을 결정하게 된다.

연구에 따르면, 근섬유(근절)는 안정 길이의 150%까지 늘어날 수 있다는 것이다.

***근내막**(Endomysium)*

*근내막*이라고 불리는 약한 결합조직은 각 근섬유의 근초 바깥쪽에 위치하여 이웃한 근섬유를 분리하고, 또 그들을 함께 연결하기도 한다.

***근속**(**근다발**, fasciculi)*

근섬유는 *근속*으로 불리는 평행다발로 배열된다.

***근주막**(Perimysium)*

각각의 근속들은 *근주막*으로 불리는 치밀한 교원 수초에 의해 둘러싸인다.

***근외막**(Epimysium)*

근속들의 집합체인 전체 근육은 *근외막*으로 불리는 섬유성 수초에 의해 둘러싸인다; 이런 배열은 힘 전달을 촉진시킨다.

***심층 근막**(Deep Fascia)*

섬유성 결합조직의 거친 시트는 근외막 바깥에 위치하여 개별 근육을 기능적 집단으로 묶는다. *심층 근막*은 다른 이웃한 구조를 감싸기 위해 펼쳐져 있다.

***표층 근막**(Superficial Fascia)*

*표층 근막*의 해부학과 지형은 영역에 따라 다르고, 그 영역에 국한되는 특별한 특징을 제공하고, 경사 충격을 함유하고, 피부와 심층 근막을 연결하는 주로 지방으로 이루어진 층이다. 수축성 섬유는 특히 목의 표층 근막 안에서 보고되었다.

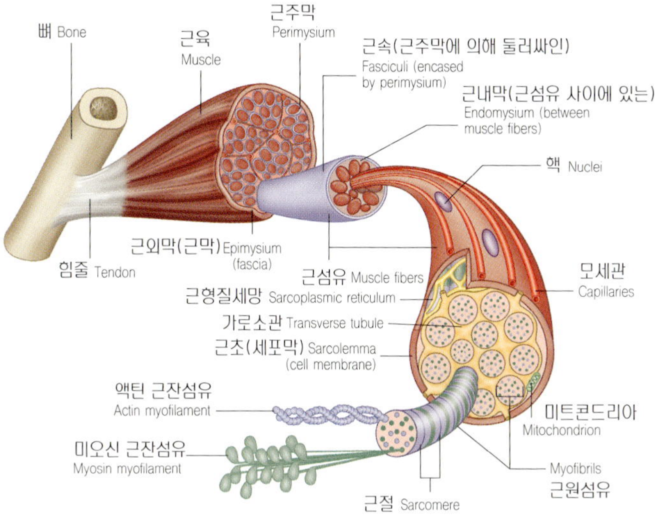

그림 7.2 미세 해부학에서 육안 해부학까지의 근조직 구조.

근육 부착점 (Muscle Attachment)

근육이 뼈나 다른 조직에 부착하는 방식은 직접 부착과 간접 부착이 있다. *직접 부착*은 근육의 근주막과 근외막이 골막, 연골막, 관절낭, 또는 피하 결합조직(일부 얼굴 표정근 처럼)에 연결되어 융합되는 지점이다. *간접 부착*은 개재 힘줄을 형성하기 위해 근육의 결합조직 성분이 교원섬유 다발 안으로 융합되는 지점이다. 간접 부착이 더 일반적이다. 간접 부착의 여러 유형으로는, 건과 건막, 근육내중격 및 종자골 등이 있다.

건과 건막(Tendons and Aponeuroses)

근육의 결합조직 성분이 둥근 삭(round cord)이나 편평한 밴드와 같이 근육을 벗어나 연장되면, *건*이라고 불리는 힘줄성 부착이 된다; 만약 근육이 얇고 납작한 시트 모양의 물질로 연장이 되면, 그 부착은 *건막*으로 불린다. 건이나 건막은 근육을 뼈나 연골, 다른 근육의 근막, 또는 결합조직의 봉합선(*솔기*로 불리는)에 고정시킨다. 건의 납작한 조각은 마찰에 노출되는 근육에서도 형성될 수 있다. 예를 들어, 이것은 견갑극과 마찰되는 승모근의 심층에서 발생할 수 있다.

근육내 중격(Intermuscular Septa)

어떤 경우에는, *근육내 중격*으로 알려진 치밀결합조직의 납작한 시트가 근육 사이를 통과하여 근섬유가 부착될 또다른 구조물을 제공한다.

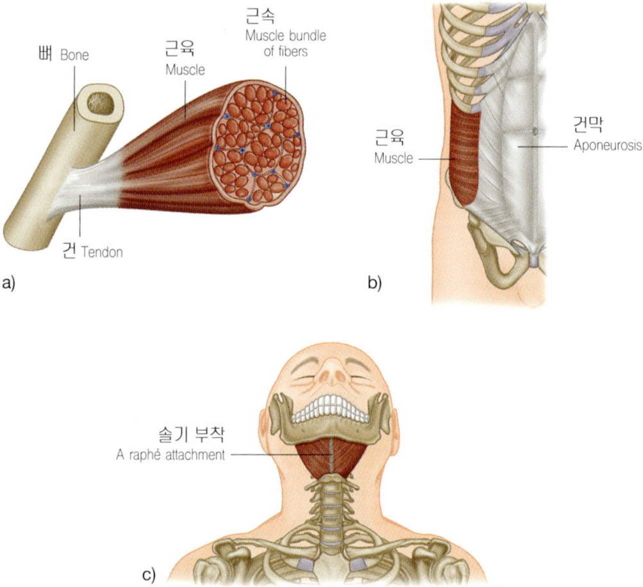

그림 7.3 (a) 건 부착점; (b) 건막에 의한 부착점; (c) 하악설골근의 봉합선(솔기).

종자골(Sesamoid Bones)

건이 마찰에 노출되면, 모든 경우는 아니지만, 건 안에서 종자골이 생성될 수 있다. 인체에서 가장 큰 종자골은 슬개골이다. 그러나 마찰에 노출되지 않은 건에서도 종자골이 발생할 수 있다.

다중 부착점(Multiple Attachments)

많은 근육들은 근육의 양쪽 끝단에 각각 1개씩, 즉 2개의 부착점을 가지고 있다. 반면, 복잡한 근육은 그들의 기시점과 착지점에서 여러 개의 구조물과 연결되기도 한다; 즉, 여러 개의 기시점과 착지점을 가진다. 만약 2개 이상의 건/건막이 서로 다른 지점에 각각 부착되듯이 이들 부착점이 여러 개로 갈라지면, 그 근육은 2개 이상의 머리를 갖는 것이다. 예를 들어, 상완이두근은 2개의 머리를 가지고 있는데, 그 중 하나의 머리는 견갑골의 오구돌기에 부착되고, 다른 머리는 관절와상결절(supraglenoid tubercle)에 부착된다. 상완삼두근은 3개의 머리를 가지고 있고, 대퇴사두근은 4개의 머리를 가지고 있다.

적근 섬유와 백근 섬유 (Red and White Muscle Fibers)

골격근의 섬유는 3개의 유형으로 구분된다: (a) 적색의 느린 수축 섬유; (b) 백색의 빠른 수축 섬유; (c) 중간의 빠른 수축 섬유. 이들 3 종류의 섬유가 항상 동일 근육 안에 혼재되어 있어서, 그들에게 다양한 범위의 피로 저항과 수축 속도를 제공한다.

1. *적색의 느린 수축 섬유:* 이들 섬유는 느리게 수축하는 작고 얇은 세포이다. 붉은 색을 띠는 이유는 헤모글로빈과 유사한 물질인 미오글로빈을 함유하고 있기 때문이다; 여기에서 헤모글로빈은 근육내에 산소를 저장하고 산소 확산의 속도를 증가시킨다. 산소 공급이 잘 되는 동안에는, 적근 섬유는 장시간 동안 수축할 수 있어 근피로에 매우 강한 편이다. 마라톤 선수들은 이들 적근 섬유의 비율이 다른 사람에 비해 매우 높은 편이다.
2. *백색의 빠른 수축 섬유:* 이들 섬유는 빠르게 수축하는 커다란 세포이다. 그들은 낮은 미오글로빈 함량 때문에 백색을 띤다. 백근 섬유는 쉽게 피로해지는데, 그 이유는 그들이 수축할 때 수명이 짧은 글리코겐 저장에 의존하기 때문이다. 그러나 그들은 적근 섬유보다 훨씬 더 강력한 수축력을 발생시킬 수 있어서, 단기간 동안 빠르고 강력한 움직임을 일으킬 수 있다. 단거리 달리기 선수들은 백근 섬유의 비율이 더 높다.
3. *중간의 빠른 수축 섬유:* 이들 섬유는 적근 섬유와 백근 섬유의 중간 정도되는 크기와 활동을 가지며, 근육의 색깔은 분홍색이나 적색을 띤다.

혈액 공급 (Blood Supply)

일반적으로 근육들은 동맥혈을 통해 영양분을 근육으로 전달하고, 근육의 대사 부산물을 제거할 수 있는 여러 정맥을 함유하고 있다. 이들 혈관은 대개 근육의 중앙 부위(근복)로 들어가는 편이지만, 근육의 끝단 쪽으로도 들어갈 수 있다. 그 후, 혈관들은 각 근섬유의 근내막을 관통하기 위해 근육내 중격에 걸쳐 퍼져 있는 모세혈관총으로 분지한다. 운동을 할 때는 모세혈관이 확장되어 근육으로 들어가는 혈류량이 800배까지 증가한다. 그러나 상대적으로 비활성 조직인 힘줄(건)은 훨신 적은 혈액공급을 받는다.

신경 공급 (Nerve Supply)

근육으로 들어가는 신경 공급은 대개 혈관이 들어가는 근육의 지점과 동일한 지점으로 들어가서 신경혈관 다발을 형성하고, 혈액 공급과 유사한 방법으로 신경이 결합조직 중격을 통해 근내막 안으로 분지한다. 각 골격근의 섬유는 단일 신경종말에 의해 공급을 받는다. 이것은 어떤 신경자극 없이도 수축할 수 있는 일부 다른 근조직과는 대조적이다.

비록 일부 근육이 감각신경만 공급받는다 하더라도, 대개 근육으로 들어가는 신경들은 감각신경과 운동신경의 비율이 거의 동등한 편이다. 신경섬유가 근섬유에 근접할 때, 그 신경은 총칭 *운동종판*으로 알려진 많은 말단가지들로 분지된다.

골격근의 운동단위 (Motor Unit of a Skeletal Muscle)

운동단위는 단일 운동신경세포와 그 신경이 지배하는 근섬유로 구성된다. 운동단위는 5–7 ㎜의 직경을 가진 상지 근육에서 7–10 ㎜의 직경을 가진 하지 근육까지 크기가 다양하다. 운동단위 내의 평균 근섬유 수는 150개이지만, 근섬유의 숫자는 10개 미만에서 수백 개에 이른다. 안구와 손가락의 근육처럼 섬세한 움직임이 요구되는 곳에서는, 단일신경이 지배하는 근섬유의 수는 적은 편이다. 반대로, 하지 근육처럼 큰 움직임이 요구되는 곳에서는, 각 신경은 수 백개의 근섬유를 지배하고 있다.

단일 운동단위의 근섬유들은 함께 뭉쳐 있기 보다는, 흩어진 형태로 되어 있다. 이것은 단일 운동단위의 자극이 약한 근수축을 일으킨다는 것을 의미한다.

골격근은 "실무율 법칙"에 따라 작동한다: 다시 말해서, 근세포 집단(또는 근속)이 수축을 하거나 전혀 수축하지 않을 수도 있다. 요구되는 수축의 강도(근력)에 따라, 특정 근세포들은 모두 수축할 것이고, 한편 다른 근세포들은 전혀 수축하지 않을 것이다. 더 많은 근육의 수축이 필요할 때는, 대다수의 운동단위가 동시에 자극될 것이다. 그러나 정상 상태에서는 운동단위들이 동시 작동하는 것이 아니라 연계적으로 작동하는 경향이 있기 때문에, 장기간 수축을 할 때 일부 운동단위는 억제되고, 다른 일부 운동단위는 수축할 것이다 – 이것은 *점진적 수축 증가*(GIC, gradual increments of contraction)로 알려져 있다.

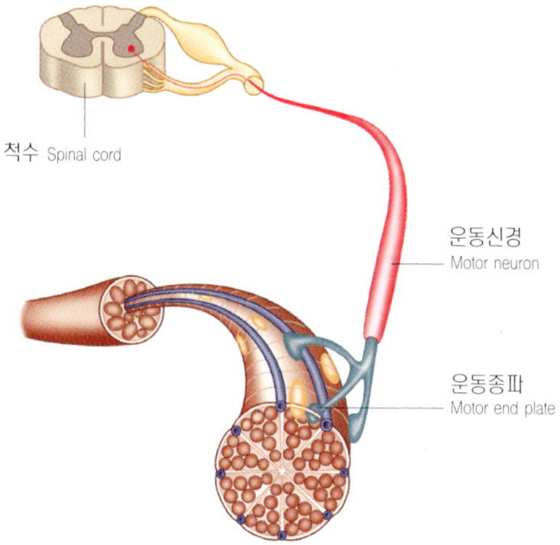

그림 7.4 골격근의 운동단위.

근육 반사 (Muscle Reflexes)

골격근은 근 긴장을 감지할 수 있는 2개의 특수한 감각수용기를 가지고 있다: 근방추와 골지건기관(GTO). *근방추*는 시가(cigar) 모양이고, *방추내섬유*로 불리는 변형된 가느다란 근섬유와 신경종말(결합조직에 의해 둘러싸인)로 구성된다; 근방추는 근섬유들 속에 위치하고, 그 근섬유와 나란하게 배열되어 있다. 대부분의 골지건기관(GTO)은 근육과 건(또는 건막)의 이음부에 위치한다.

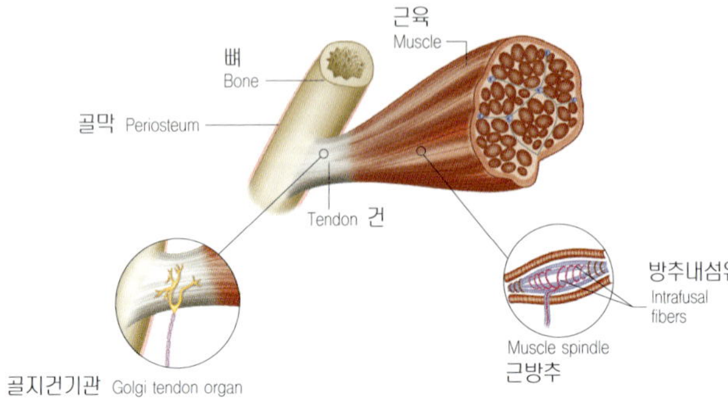

그림 7.5 근방추와 골지건기관의 해부학.

신장 반사(Stretch Reflex)

*신장반사*는 근육 톤을 유지함으로써 자세 조절에 도움을 준다. 또한 신장반사는 갑작스럽거나 예상치 못한 길이 증가에 근육이 반응하도록 만들어 손상을 예방하는데 도움을 준다. 신장반사의 작동 방식은 아래와 같다:

1. 근육이 신장되면, 근방추가 흥분되어 신장 속도에 대한 신경충동을 척수로 보낸다.
2. 이런 자극을 받자마자, 척수는 근육의 신장을 감속시키기 위해 즉시 신장된 근섬유 쪽으로 자극을 다시 보내 그 근육을 수축시킨다. 이런 순환 과정을 *반사궁*이라 한다.
3. 위의 신장된 근육으로 가는 원심성 충동과 동시에, 척수에서 길항근(신장되는 근육과 반대 작용하는 근육)으로 보내는 원심성 충동은 신장된 근육의 수축에 저항하지 못하도록 길항근의 수축을 억제시킨다. 이것은 *상호억제*로 알려져 있다.
4. 이런 척추반사와 동시에, 신경자극은 근육 길이와 근수축 속도에 대한

정보를 중계하기 위해 척수에서 뇌로 전달된다. 뇌의 반사는 자세와 운동의 요구를 충족하는 적절한 근육 톤을 보장하기 위해 신경 자극을 다시 근육으로 환류한다.

5. 한편, 근방추에 있는 방추내섬유의 신장 민감도는 척수의 운동신경세포에서 나온 감마운동신경*에 의해 고르게 유지되고 조절된다. 그 결과로, 감마운동신경 반사궁은 근수축의 균등성을 보장한다. 만약 그렇지 않으면, 근육의 톤은 신장반사에만 의존하여 갑작스런 움직임을 일으킨다.

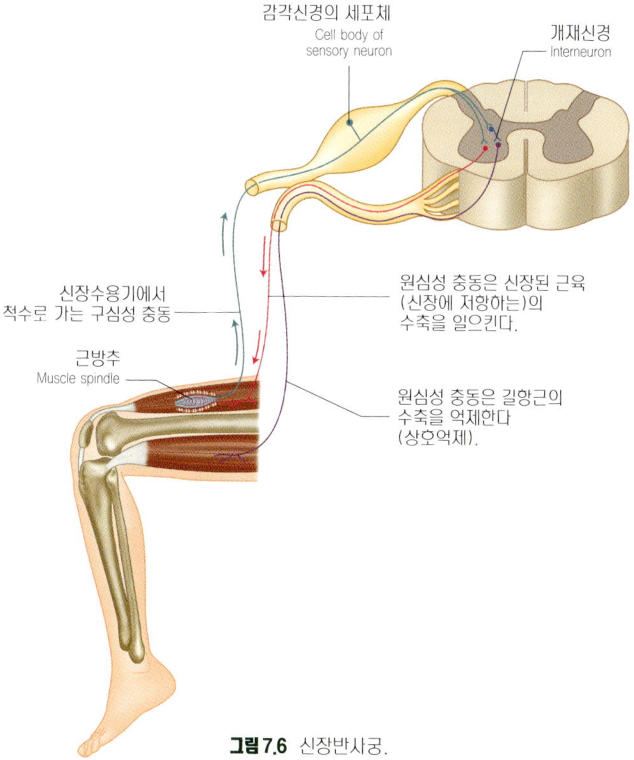

그림 7.6 신장반사궁.

* 이들 신경섬유의 기능은 근방추의 민감도와 근육 긴장도를 조절하는 것이다.

임상에서 사용되는 *신장반사*(stretch reflex)의 전통적인 예는 *무릎반사* 또는 *슬개건반사*이고, 이것은 작은 반사망치로 슬개인대를 가볍게 치는 검사법이다. 이것은 아래와 같은 일련의 방법으로 이루어진다:

1. 슬개인대의 갑작스런 신장은 대퇴사두근을 수축시킨다. 즉, 슬개인대의 가벼운 때림으로 대퇴사두근의 힘줄이 갑자기 신장된다.
2. 이런 빠른 신장은 대퇴사두근 내의 근방추를 신장시켜, 대퇴사두근을 수축시킨다. 이것은 무릎을 갑자기 뻗는 작은 발차기를 일으켜 근방추의 긴장을 제거한다.
3. 이와 동시에, 대퇴사두근의 길항근인 슬괵근으로 가는 신경자극은 슬괵근의 기능적 억제를 초래한다.

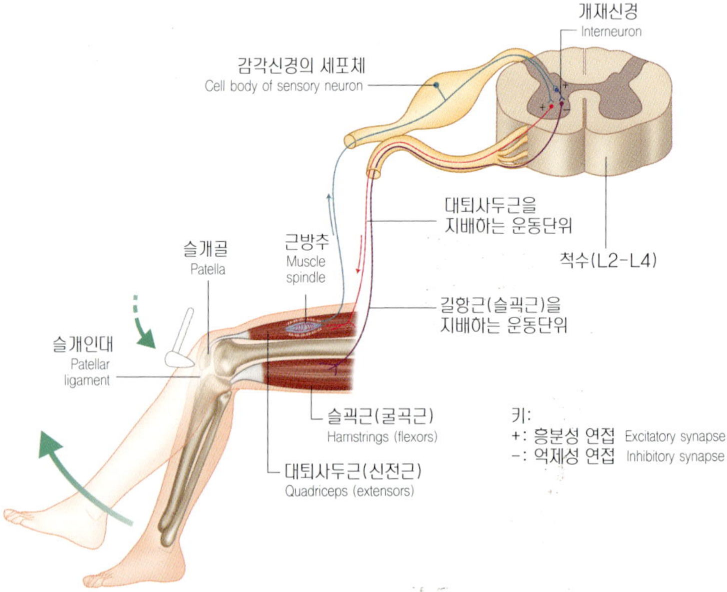

그림 7.7 슬개골 반사.

신장반사의 잘 알려진 다른 예는 앉은 자세로 졸고 있을 때 일어난다: 머리가 앞쪽으로 숙여지는 순간, 다시 머리를 빠르게 뒤로 들어올리는 경우이다. 이렇게 되는 이유는 목 뒤쪽 근육의 신장된 근방추가 반사궁을 활성시켰기 때문이다.

또한 신장반사는 자세 근육의 톤을 유지하기 위해 지속적으로 작동한다; 한편, 신장반사는 의식적인 노력 없이, 그리고 전방 붕괴를 일으키지 않고 우리가 선 자세를 유지할 수 있도록 만든다. 전방 붕괴를 차단하는 일련의 과정은 아래와 같이 매우 짧은 시간내에 일어난다:

1. 서 있을 때, 우리는 자연스럽게 전방으로 요동하기 시작한다.
2. 이런 전방 요동은 장딴지 근육을 신장시켜 신장반사를 활성화시킨다.
3. 장딴지 근육은 똑바른 선 자세를 유지하기 위해 곧바로 우리의 몸을 뒤쪽으로 당긴다.

심부 건반사(자동억제)*(Deep Tendon Reflex (Autogenic Inhibition)*

신장반사(근섬유의 신장에 대한 근방추의 반응과 관련된)와는 달리, *심부 건반사*는 근수축이나 과도한 긴장 상승에 대한 골지건기관의 반응을 수반한다. 따라서, 심부 건반사는 신장반사의 효과와 반대되는 효과를 일으킨다. 이것은 다음과 같이 작동한다:

1. 근육이 수축할 때, 그 근육은 양쪽 끝단에 있는 건을 당긴다.
2. 건의 긴장은 GTO를 자극하고, 이 자극은 척수로 전달된다. 일부 자극은 소뇌로도 전달된다.
3. 이들 자극이 척수에 도달하면, 이들 신경자극은 수축하는 근육을 지배하는 운동신경을 억제시켜 그 근육의 톤을 감소시킨다.
4. 이와 동시에, 길항근을 지배하는 운동신경이 활성화되고, 길항근의 수축을 일으킨다. 이런 과정은 *상호 활성*(reciprocal activation)으로 불린다.
5. 한편, 소뇌에 전달되는 정보는 근긴장의 재조정을 돕기 위해 처리된 후 환류된다.

심부 건반사는 보호 기능을 가진다: 이것은 뼈로부터 근육의 부착점을 떼어낼 만큼 너무 강한 수축을 하지 못하도록 만든다. 그러므로 이것은 달리기와 같이, 굴곡과 신전을 빠르게 교차하는 활동 동안에 특히 중요하다.

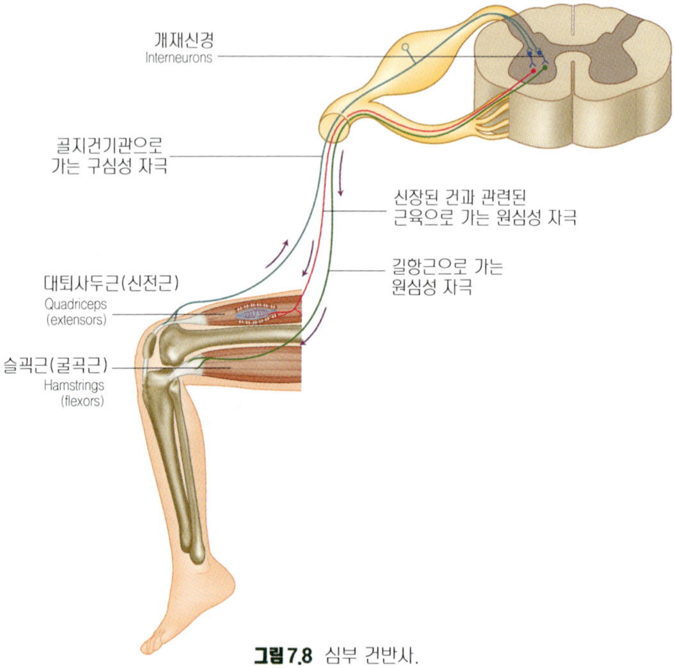

그림 7.8 심부 건반사.

그러나 일상의 운동에서는 근육의 긴장이 GTO를 활성화시킬 만큼 충분히 강하지 않아서 심부 건반사를 일으키지 못함에 유념하자. 반대로, 근방추 신장반사의 역치는 너무 낮은데, 그 이유는 신체를 똑바로 유지하기 위해 자세 근육의 충분한 톤을 지속적으로 유지해야 한다.

등척성 수축과 등장성 수축 (Isometric and Isotonic Contractions)

근육은 양쪽 부착점의 간격을 좁히기 위해 수축하겠지만, 근육이 수축한다고

해서 근육의 길이가 반드시 단축되는 것은 아니다. 만약 근수축으로 움직임이 발생하지 않으면, 그 수축을 *등척성* 수축이라고 부른다; 만약 움직임이 어느 정도 일어나면, 그 수축을 *등장성* 수축이라고 한다.

등척성 수축(Isometric Contraction)

등척성 수축은 근육의 장력은 증가하지만 근육의 길이가 변하지 않을 때 일어나는 수축이다. 다른 말로 표현하자면, 비록 근육이 수축하더라도 그 근육이 지나가는 관절이 움직이지 않는다는 말이다. 이것의 한 예는 주관절을 90°로 굽힌 상태에서 움직이지 않고 무거운 물체를 손에 잡고 있는 것이다. 너무 무거워서 움직이지 못하는 것도 다른 하나의 예이다. 또한 일부 자세 근육도 자동반사에 의해 주로 등척성으로 수축을 하고 있다. 예를 들어, 똑바로 선 자세를 취할 때 족관절을 중심으로 몸이 자연스럽게 앞으로 쏠리는 경향을 띤다: 몸이 앞으로 쏠리는 경향은 장딴지 근육의 등척성 수축에 의해 차단된다. 이와 같이, 목 뒤쪽 근육이 머리를 중심에 유지시키는 등척성 수축을 하지 않으면, 두개골의 무게중심에 의해 머리가 앞쪽으로 기울어지게 될 것이다.

등장성 수축(Isotonic Contraction)

근육의 *등장성* 수축은 우리를 움직일 수 있게 만든다. 등장성 수축은 2가지 유형의 수축이 있다: 구심성 수축과 원심성 수축.

구심성 수축을 할 때, 양쪽 근 부착점들이 서로 가까워지면서 관절의 움직임을 일으킨다. 손에 물건을 들고 있는 상황에서, 만약 상완이두근이 구심성으로 수축하면, 주관절이 굴곡하여 그 사람의 손을 어깨 쪽으로 움직일 것이다. 유사하게, 우리가 천장을 볼 때는 목 뒤쪽 근육이 구심성으로 수축해야 머리를 뒤로 젖혀 목을 신전할 것이다.

손의 물건을 아래로 내려놓는 경우처럼, *원심성* 수축은 중력의 힘에 저항하면서 그 물건을 천천히 아래로 내려놓게 될 것이고, 만약 근육이 수축하지 않으면 손의 물건은 너무 빠르게 아래로 떨어질 것이다. 또 다른 일상에서의 예는 선 자세에서 의자에 앉는 경우이다. 그러므로 구심성 수축과 원심성 수축 사이의 차이는 근육이 짧아지면서 수축하는 것이 구심성 수축이고, 근육이 길어지면서 수축하는 경우가 원심성 수축이다.

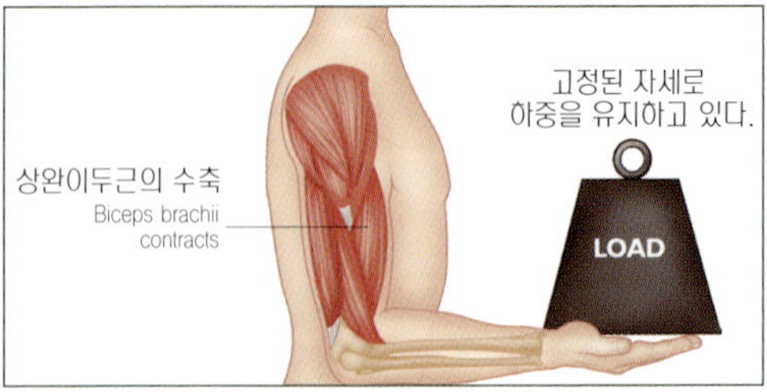

그림 7.9 등척성 수축.

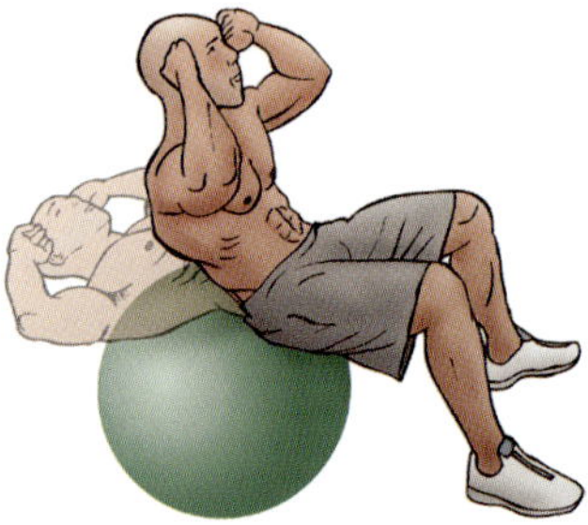

그림 7.10 복부 근육은 신체를 들어올리기 위해 구심성으로 수축한다.

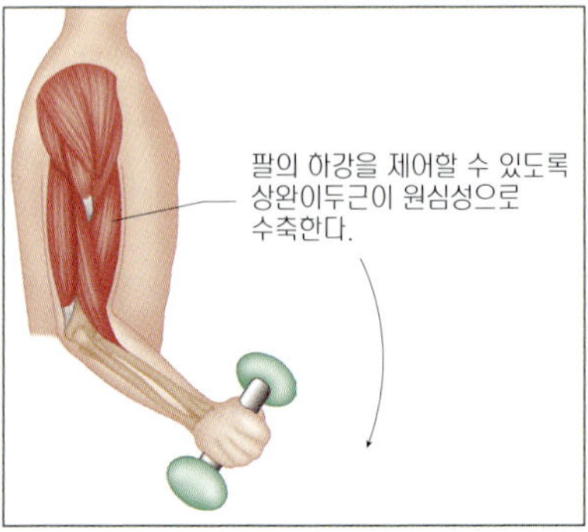

그림 7.11 원심성 수축.

근육의 모양 (근다발의 배열) (Muscle Shape (Arrangement of Fascicles)

근육은 근다발의 배열에 따라 다양한 형태를 띤다. 이런 변형의 이유는 그들의 위치와 작용에 관련하여 근육에 대한 최적의 역학적 효율성을 제공한다. 가장 일반적인 근다발의 배열은 평행형, 우상형, 수렴형 및 원형 등과 같은 근육의 모양을 결정하고, 이들 근육 모양은 더욱 세분화될 수 있다. 다양한 근육의 모양이 **그림 7.12**에 제시되어 있다.

평행형 근육(Parallel)

이런 배열의 경우, 근다발(근속)은 근육의 종축과 나란하게 배열된다. 근다발이 근육의 전체 길이에 걸쳐 길게 배열되면, 봉공근처럼 그 근육은 *대상형 근육*(띠모양의 근육)으로 불린다. 만약 근육의 중앙 부위가 볼록하고 양쪽 끝단에 건이 있다면, 그 근육은 상완이두근처럼 *방추형 근육*으로 불린다. 이런 유형의 변형은 이복근처럼, 양쪽 끝단에 근복을 가지고, 또 그 사이에 힘줄을 갖는 경우도 있다.

우상형 근육(Pennate)

*우상형 근육*은 깃털처럼 짧은 근다발이 힘줄에 비스듬하게 부착되기 때문에 이런 이름이 붙여졌다. 만약 다리에 있는 장지굴근처럼, 건의 한쪽에만 근육이 붙어 있다면 그 근육을 *우상근*(unipennate)이라 한다. 대퇴사두근처럼, 힘줄의 양측으로 각각의 근섬유가 사선으로 붙어 있으면, 그 근육은 *쌍우상근*(bipennate)으로 불린다. 여러 개의 힘줄을 가지고 있고, 또 여러 방향으로 근섬유가 사선으로 부착된 근육은 *다우상근*으로 불린다; 가장 좋은 예는 삼각근이다.

수렴형 근육(Convergent)

넓은 기시점을 가지고 하나의 힘줄 쪽으로 근다발이 수렴하는 삼각형 모양의 근육은 *수렴형 근육*으로 불린다. 가장 좋은 예는 대흉근이다.

원형 근육(Circular)

근다발이 동심원처럼 배열되는 근육은 *원형 근육*으로 불린다. 인체의 모든

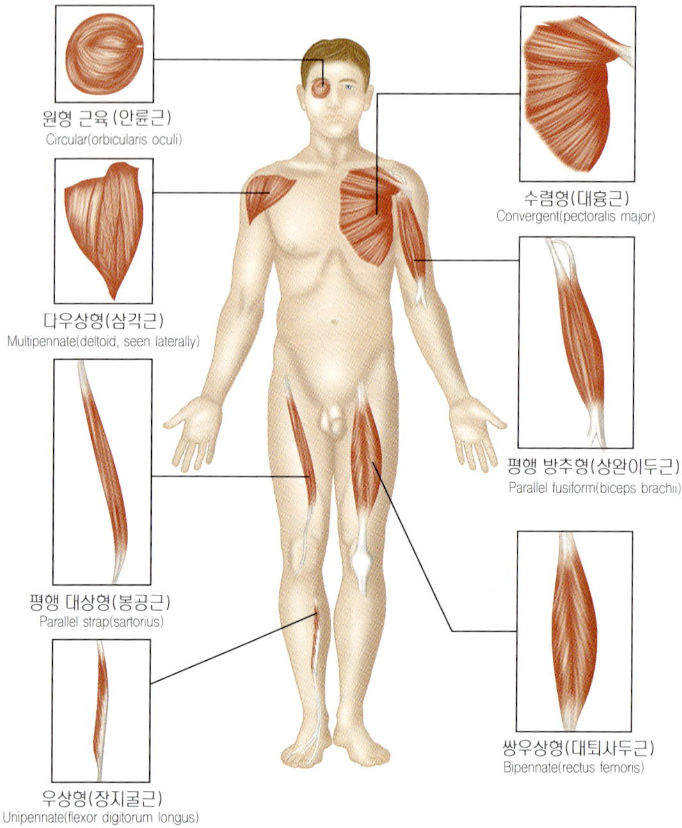

그림 7.12 근육의 모양.

괄약근이 이런 유형에 속한다; 괄약근은 구멍을 둘러싸고 있고, 근육의 수축에 의해 그 구멍이 닫힌다. 하나의 예로써 안륜근이 있다.

가동범위와 파워*(Range of Motion Versus Power)*

수축할 때, 근육은 원래 길이의 70%까지 단축될 수 있다; 근섬유의 길이가 길면 길수록, 가동범위가 커진다. 한편, 근력은 그 근육의 길이가 아니라,

그 근육이 가진 전체 근섬유의 숫자에 좌우된다. 그러므로:

1. 긴 평행형 섬유를 가진 근육은 가장 큰 가동범위를 생성하지만, 대개 큰 힘을 발휘하지 못한다.
2. 깃털 모양의 근육들(특히, 다우상근)은 대부분의 섬유 속에 들어 있다. 이들 근육은 긴 평행형 근육보다는 다소 짧게 수축하지만, 더 강력한 힘을 발휘한다.

골격근의 기능적 특성 (Functional Characteristics of a Skeletal Muscle)

우리는 지금까지 이 책에서 근육에 대해 이야기한 모든 것을 골격근과 관련된 기능적 특징으로 목록할 수 있다.

흥분성(Excitability)

*흥분성*은 자극을 받아들이고 자극에 반응하는 근육의 능력이다. 근육의 경우, 뇌에서 전달된 신경 충동이 근육에 도달하면, *아세틸콜린*이라는 화학물질이 유리된다. 이런 화학물질은 근섬유의 전기적 균형에 변화를 일으켜서 *활동전위*로 알려진 전류를 발생시킨다. 활동전위는 근세포의 한쪽 끝에서 다른 쪽 끝으로 전류를 전도하고, 근세포(또는 근섬유)의 수축을 초래한다(하나의 근세포는 하나의 근섬유임을 기억하자).

수축성(Contractility)

*수축성*은 근육이 자극을 받았을 때 단축되는 능력이다. 근육 자체는 수축만 할 수 있다; 외적 힘(다른 사람)이 없는 한, 대개 근육은 정상 안정 길이(아래의 "톤" 단락 참고)를 초과해서 길어지지는 않는다. 다시 말해서, 근육은 오직 자신의 양쪽 끝단이 서로 가까워지도록 당길 뿐이다; 근육은 양쪽 끝단의 간격이 멀어지도록 밀 수는 없다.

신장성(Extensibility)

*신장성*은 근육이 늘어나거나, 안정 길이(절반정도 수축된 상태)나 또는 안정 길이를 약간 초과해서 되돌아올 수 있는 능력이다. 예를 들어, 우리가 선 자세에서 고관절을 앞쪽으로 숙인다면, 척주기립근과 같은 등 근육은 몸통을

낮추기 위해 원심성으로 수축하면서 "길어지고", 정상 안정 길이를 약간 초과해서 효율적으로 늘어난다.

탄성*(Elasticity)*

*탄성*은 근섬유가 늘어난 후 복원하는 능력을 의미하고, 근육이 이완될 때 다시 안정 길이를 갖는 능력이다. 건강한 근육의 탄성 효과는 결합조직 근막(근내막과 근외막)의 중요한 탄성 효과에 의해 배가된다. 힘줄도 근육의 탄성 성질에 어느 정도 영향을 준다. 이런 탄성 복원의 예는 위에서 설명되었듯이, 전방굴곡된 고관절 자세에서 몸을 다시 똑바로 세울 때 경험될 수 있다. 이런 상방 움직임을 할 때, 초기에는 근수축 없이 일어나는데, 그 이유는 등 근육의 탄성 복원력에 의해 상방 움직임이 순수하게 이루어지기 때문이다. 그 후에는 등 근육의 수축에 의해 상방 움직임이 완성된다.

톤*(Tonus)*

톤(tone) 또는 *근육 긴장*은 안정 상태 동안 근육이 돌아오는 약간 수축된 상태를 설명하는 용어이다. 근육 긴장은 능동 움직임을 일으키지 못하지만, 팽팽하고 건강하도록 근육을 유지하고, 또 자극에 잘 반응하도록 근육을 유지시킨다. 이것은 자세를 안정화시키고 유지하는데 도움을 주는 골격근의 톤이다. 과도하게 *긴장된 근육*은 "정상" 안정 상태일 때 과도하게 수축되는 근육이다.

골격근의 일반적인 기능 (General Functions of Skeletal Muscles)

- **움직임이 가능하다:** 골격근은 모든 이동(locomotion)과 조작 활동(manipulation)을 담당하고, 여러분을 빠르게 반응하도록 만든다.
- **자세를 유지한다:** 골격근은 중력의 당김에 대항해 똑바른 자세를 지지한다.
- **관절을 안정화 한다:** 골격근과 그들의 힘줄은 관절을 안정화시킨다.
- **열을 발생한다:** 골격근(평활근과 심근과 공통으로)은 열을 발생하고, 이 열은 정상적인 체온을 유지하는 데 중요한 역할을 한다.

근골격계 역학 Musculoskeletal Mechanics

기시점과 착지점 (Origins and Insertions)

대다수 움직임의 경우, 근육의 한쪽 부착점은 상대적으로 고정되고, 다른 부착점은 움직인다. 상대적으로 더 많이 고정된 부착점은 근육의 *기시점*으로 불리고, 다른 부착점은 *착지점*으로 불린다. 문을 닫는 스프링은 문기둥에 위치하는 기시점과 문 자체에 위치하는 착지점을 가지는 것으로 알려져 있다.

그러나 인체의 경우, 부착의 배열이 매우 명확하게 절단되는 경우는 드문데, 그 이유는 근육이 참여하는 활동에 따라, 근육의 고정 끝단과 가동 끝단이 역전될 수도 있기 때문이다. 예를 들어, 상지와 흉부를 잇는 근육은 체간에 대해 팔을 정상적으로 움직인다; 이 근육의 기시점은 몸통에 있는 부착점이고, 착지점은 팔에 있는 부착점이다. 그러나 클라이밍을 할 때는, 팔이 고정되고, 몸통이 고정된 팔 쪽으로 당겨진다. 이런 상황의 경우, 착지점이 고정되고 기시점이 움직이는데, 이것을 *근육의 역작용*(reversed action)이라고 부른다. 근육이 역작용하는 경우가 아주 많기 때문에, 기시점과 착지점을 언급하지 않고, 단순하게 부착점을 언급하는 것이 덜 혼란스러울 때도 있다.

실제로, 근위부(몸통 쪽으로, 또는 몸통에 있는)에 있는 근 부착점은 대개 *기시점*으로 간주된다. 원위부(사지의 부착된 끝 쪽으로, 또는 몸통으로부터 멀어지는 쪽)에 있는 근 부착점은 *착지점*으로 간주된다.

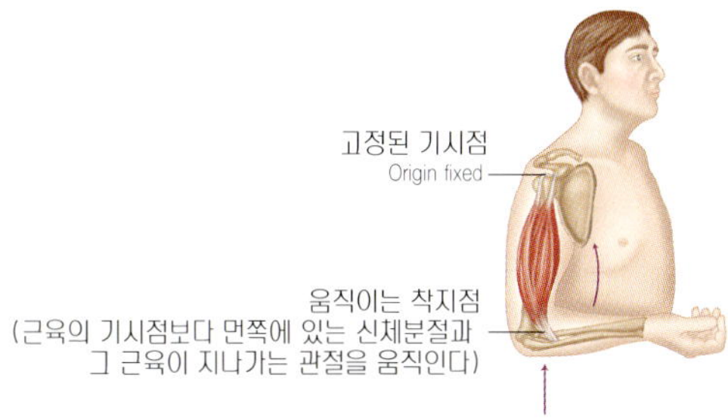

그림 7.13 기시점을 고정하고 착지점을 가동시키는 근육.

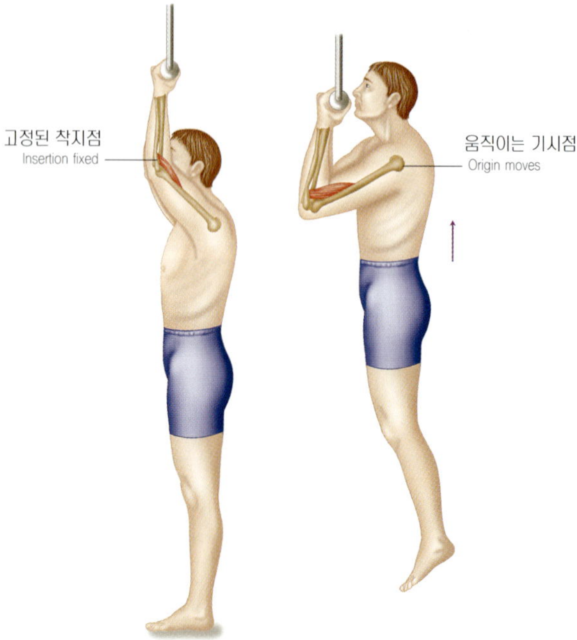

그림 7.14 클라이밍: 근육은 고정된 착지점과 움직이는 기시점을 가지고 작용한다(역작용).

근육의 집단 작용 (Group Action of Muscles)

근육은 다양한 움직임을 이루기 위해 함께 작용하거나 반대로 작용한다; 그러므로 한 근육이 무엇을 할 수 있든 간에, 그것을 되돌릴 수 있는 다른 근육이 존재한다. 근육은 특정 움직임이 다른 곳에서도 일어날 수 있도록 추가적인 지지나 안정성을 제공할 필요가 있다.

근육은 4가지 기능 집단으로 분류된다.

- 주동근
- 길항근
- 협력근
- 고정근

주동근(1차 작용근)(Prime Mover, or Agonist)

주동근(*1차 작용근*)은 특정 운동을 일으키기 위해 수축하는 근육이다. 예를 들어, 상완이두근은 주관절 굴곡의 주동근이다. 비록 효과는 덜 하지만, 다른 근육들이 주동근을 도와서 동일한 운동을 할 수 있다; 이들 근육은 *보조근* 또는 *2차 작용근*으로 불린다. 예를 들어, 주관절을 굴곡할 때 상완근이 상완이두근을 돕게 되는데, 상완근을 2차 작용근이라고 한다.

길항근(Antagonist)

한 관절에서 주동근의 위치와 반대쪽에 있는 근육을 길항근이라 부르고, 이 *길항근*은 주동근이 수축할 때 이완되어야 한다. 예를 들어, 상완골의 앞쪽에 위치하는 상완이두근이 주관절을 굴곡하기 위해 수축할 때, 상완골의 뒤쪽에 위치하는 상완삼두근은 주관절이 굴곡되도록 이완되어야 한다. 움직임이 반대로 일어날 때(주관절이 신전될 때)는, 상완삼두근이 주동근이 되고, 상완이두근은 길항근이 되고 이완되어야 한다.

협력근(Synergist)

*협력근*은 주동근이 수축할 때 원하지 않는 움직임을 차단한다. 이것은 주동근이 2개 관절을 지나가는 근육일 때 특히 중요하다. 그 이유는 다른 관절이 2개의 관절 중 어느 한 관절을 고정하지 않으면, 주동근이 수축할 때 2개 관절에서 움직임이 일어나기 때문이다. 예를 들어, 손가락을 굴곡하는 근육은 손가락 관절뿐만 아니라 손목관절도 지나가기 때문에, 이들 양쪽 관절을 움직일 수 있다. 그러나 다른 근육들이 협력근으로 작용하여 손목관절을 고정하기 때문에, 우리는 손목관절을 굴곡하지 않고도 동시에 손가락을 굴곡하여 주먹을 쥘 수 있는 것이다.

주동근이 1개 이상의 동작을 가질 수 있기 때문에, 협력근은 원하지 않는 움직임을 제거하기 위해 작용한다. 예를 들어, 상완이두근은 주관절을 굴곡하지만, 전완도 회외(드라이브로 나사를 조일 때)할 것이다. 만약 여러분이 회외하지 않고 주관절만 굴곡하길 원한다면, 다른 근육이 회외를 차단하기 위해 수축해야 한다. 이런 맥락일 때 협력근을 종종 *중화근*(neutralizer)이라고 부른다.

***고정근**(Fixator)*

어떤 근육이 주동근의 기시점이 부착된 뼈를 고정시켜 주동근의 작용을 위한 안정된 토대를 제공할 때, 그 근육은 *고정근*으로 간주된다. 팔을 움직이는 동안 견갑골을 고정시키는 근육이 고정근의 좋은 예이다. 윗몸 일으키기 운동도 좋은 예이다. 복부 근육이 늑곽과 골반에 부착한다; 윗몸을 일으키기 위해 복부 근육이 수축할 때, 복부 근육이 골반을 후방으로 경사시키는 것을 막기 위해 고관절 굴곡근이 고정근으로 작용할 것이다. 이런 작용을 통해 골반의 고정을 유지한 채 상체를 전방을 굴곡할 수 있는 것이다.

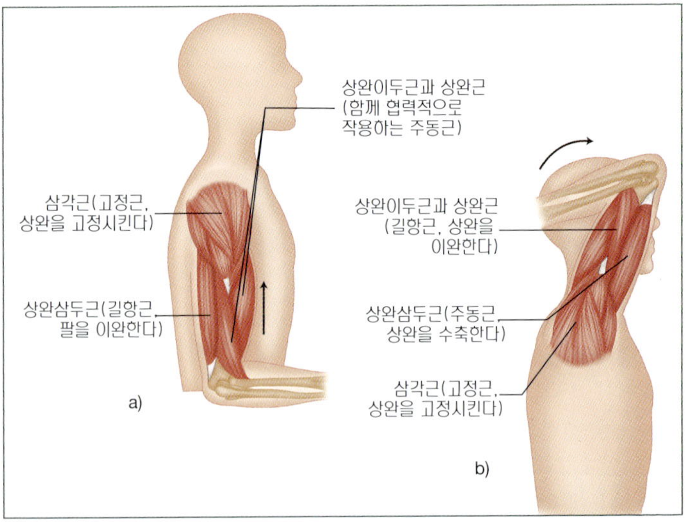

그림 7.15 근육의 집단 작용: (a) 주관절에서 팔을 굴곡시킨다; (b) 주관절에서 팔을 신전한다(주동근과 길항근의 역작용을 보여준다).

지렛대 (Leverage)

고전적 생체역학에서 볼 때, 특정 움직임에 요구되는 근력, 가동성 및 속도를 최적화하기 위해, 뼈, 관절 및 근육이 함께 작용하여 인체의 지렛대 시스템을 형성한다. 이때 관절은 받침점으로 작용하고, 근육은 힘으로 작용하고, 뼈는 신체 분절의 무게를 지탱한다.

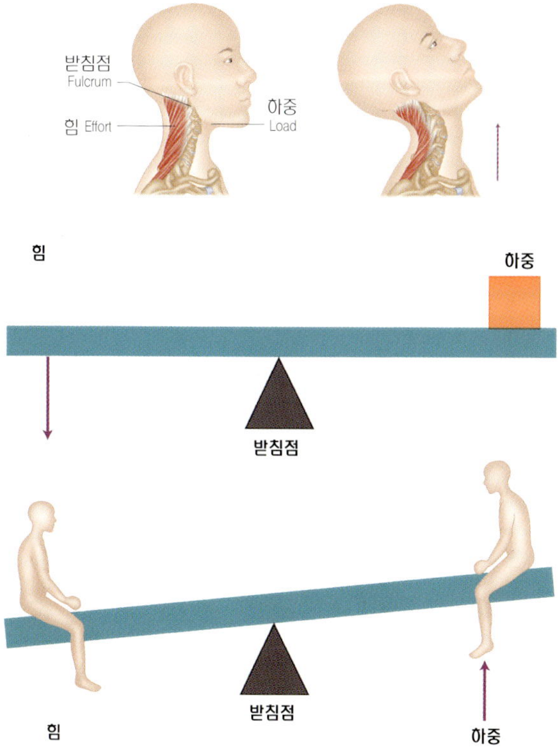

그림 7.16 1형 지렛대: 구성요소의 상대적 위치 순서는 힘(effort) - 받침점 - 하중이다. 1형 지렛대의 예로는 시소와 가위이다. 인체의 한 예는 머리와 목을 신전하는 능력이다: 여기에서, 머리 구조물은 하중에 해당하고, 환추후두관절은 받침점이 되고, 목 뒤쪽 근육은 힘(effort)을 제공한다.

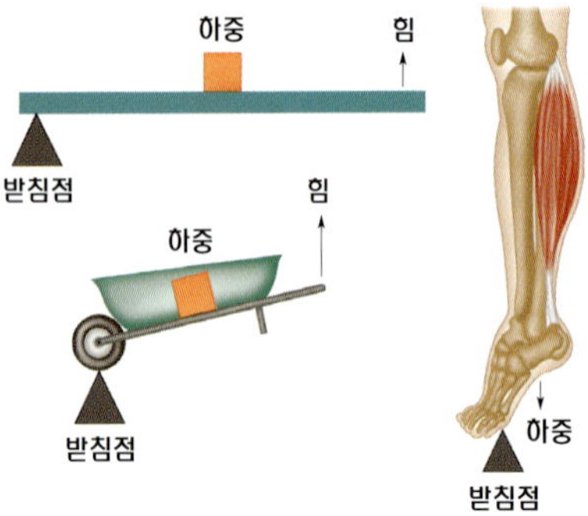

그림 7.17 2형 지렛대:
구성요소의 상대적 위치 순서는 받침점 – 하중 – 힘(effort)이다. 가장 좋은 예는 손수레다.
인체에서 볼 수 있는 2형 지렛대의 예는 선 자세에서 발꿈치를 들어올리는 경우이다: 여기서 족저구(ball of the foot)가 받침점(축)이고, 체중이 하중이 되고, 장딴지 근육이 힘으로 작용한다.
2형 지렛대는 움직임의 속도와 가동성에 대한 이점보다 근력의 이점이 좋다.

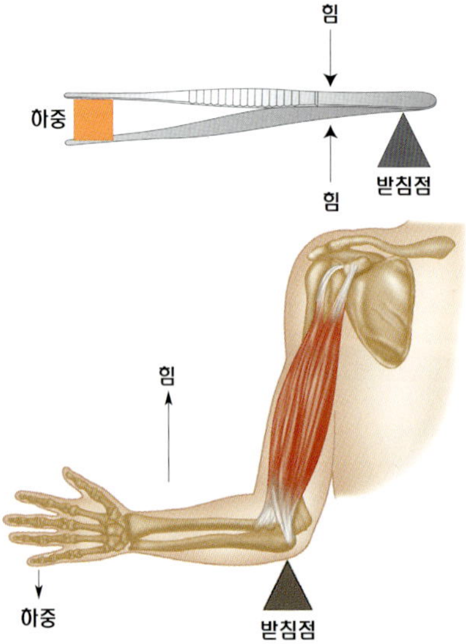

그림 7.18 3형 지렛대:
구성요소의 상대적 위치 순서는 힘(effort) – 하중 – 받침점이다.
핀셋이 3형 지렛대의 좋은 예이다.
대부분의 골격근이 3형 지렛대로 작용한다.
한 예는 주관절을 굴곡하는 경우이다: 여기에서, 손에 들고 있는 물체는 하중이 되고, 상완이두근이 힘으로 작용하고, 주관절이 받침점이 된다.
3형 지렛대는 근력에 대한 이점보다 움직임의 속도와 가동성에 대한 이점이 더 좋다.

받침점(축)에 가까이 부착된 근육은 멀리 떨어져 부착된 근육보다 더 강한 힘을 발휘할 수 없을 것이다. 그러나 이 근육은 더 큰 움직임의 폭과 속도를 생산할 수 있는데, 그 이유는 지렛대의 길이가 가동분절에 부착된 근 부착점에 의해 신체 분절의 이동거리가 증가되기 때문이다. **그림 7.19**는 고관절 내전근들을 이용해 이런 원리를 설명하고 있다. 큰 하중을 움직일 수 있는 위치에 있는 근육(이 경우에서는 장내전근)은 *역학적 이득*을 가진 것으로 간주된다.
축 가까이에 부착된 근육은 역학적 이득이 없기 때문에, 약한 힘을 가진 것으로 설명된다.

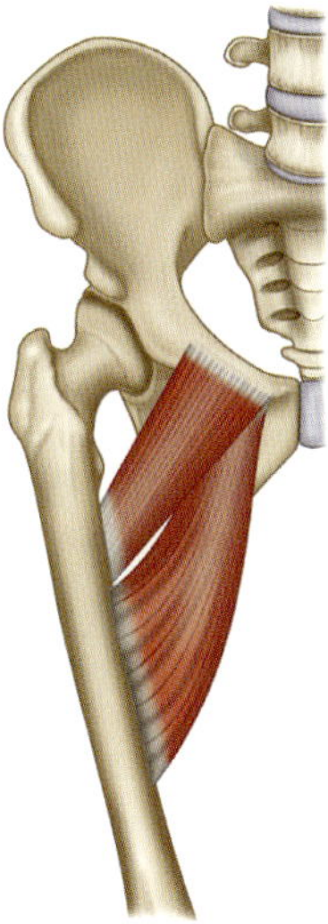

그림 7.19 치골근은 장내전근보다 운동축에 더 가까이 부착되어 있다. 그러므로 치골근은 약한 고관절 내전근이지만, 수축 길이(㎝)당 다리를 더 큰 범위로 움직일 수 있다.

골격 움직임을 제한하는 근육 요소

근육이 특정 지점을 초과해서 수축하지 못하거나 신장되지 못하면, 실제적으로 신체 운동 장애가 발생할 수 있다: 이들은 아래에서 간략하게 설명될 것이다.

수동 불충분(*Passive Insufficiency*)

2개 관절을 지나가는 근육은 2 *관절 근육*(biarticular)으로 불린다. 이들 근육은 이완되는 훈련을 받지 않는 한, 자신이 통과하는 2개 관절 부위의 최대 신장을 동시에 허용하지 않는다.

예를 들어, 대부분의 사람들은 발가락에 손끝이 닿을 수 있도록 무릎을 굽힘할 것이다; 이렇게 되는 이유는, 슬관절을 굽힘하지 않으면 슬괵근(고관절과 슬관절을 통과하는 근육)이 고관절을 완전하게 굴곡할 수 없기 때문이다.
동일한 이유로서, 슬관절을 신전한 상태보다는 슬관절을 굴곡한 상태에서

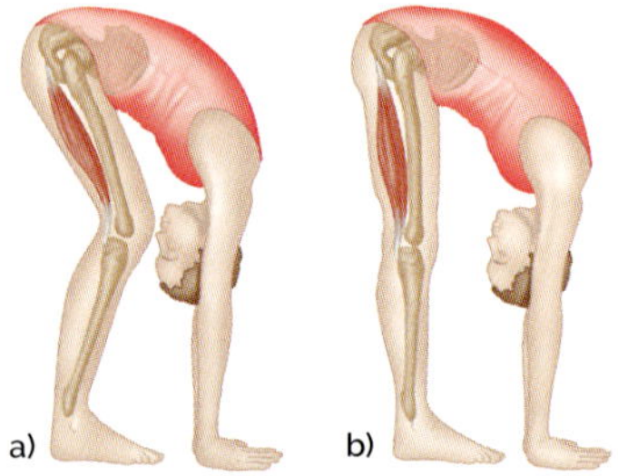

그림 7.20 수동 불충분의 예 1: (a) 손바닥이 바닥에 닿기 위해 무릎을 굽혀야 한다는 것은 슬괵근의 수동 불충분이 있다는 의미이다; (b) 슬관절을 신전한 상태에서 손바닥이 지면에 닿는 것은 슬괵근의 수동 불충분이 적다는 것을 의미한다.

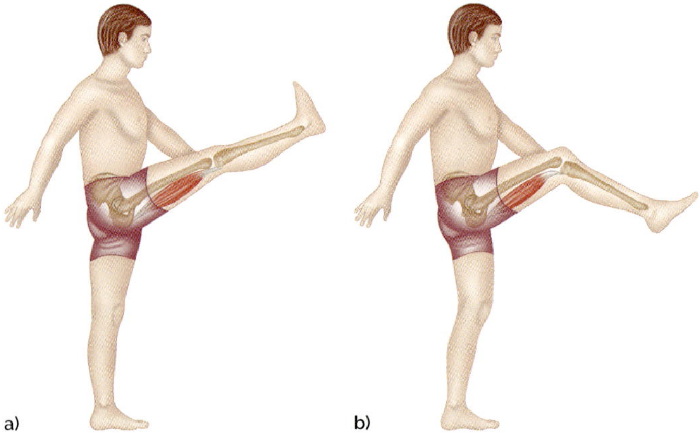

그림 7.21 수동 불충분의 예 2: (a) 무릎을 곧게 편 상태에서 하이킥 할 수 있는 것은 슬괵근의 수동 불충분을 극복하는 훈련을 했을 때만 가능하다; (b) 대부분의 사람들은 하이킥을 시도할 때 슬괵근의 수동 불충분성에 의해 무릎이 굽힘될 것이다.

여러분의 허벅지를 가슴쪽으로 더 쉽게 가져갈 수 있는 것이다. 이런 제한을 수동 불충분 이라고 한다. 그러므로, 수동 불충분은 고정된 근육 길이 이상 그 근육이 신장되지 않는 성질이다.

능동 불충분(Active Insufficiency)

*능동 불충분*은 수동 불충분과 반대되는 개념이다. 수동 불충분은 고정된 근육 길이 이상 근육이 신장되지 못함으로써 초래되는 현상인 반면, 능동 불충분은 근육이 일정 근력 이상 강하게 수축하지 못하기 때문에 발생하는 현상이다. 예를 들어, 대부분의 사람들은 고관절을 굴곡한 상태에서는 슬관절을 굽힘하여 발꿈치를 쉽게 둔부 쪽으로 갈 수 있는데, 그 이유는 고관절 부위의 슬괵근이 길어지고, 슬관절 부위의 슬괵근이 짧아지기 때문이다. 그러나 일반적으로 고관절이 신전되면 슬관절을 완전하게 굴곡할 수 없다(슬괵근을 강하게 수축할 수 없다); 이것은 고관절이 신전되면, 슬괵근이 이미 단축되어 있기 때문이며, 이것의 의미는 슬괵근이 단축되었기 때문에 슬괵근을 더 강하게 수축하기 힘들다는 것이다(즉, 슬관절을 완전하게 굴곡할 수 없다).

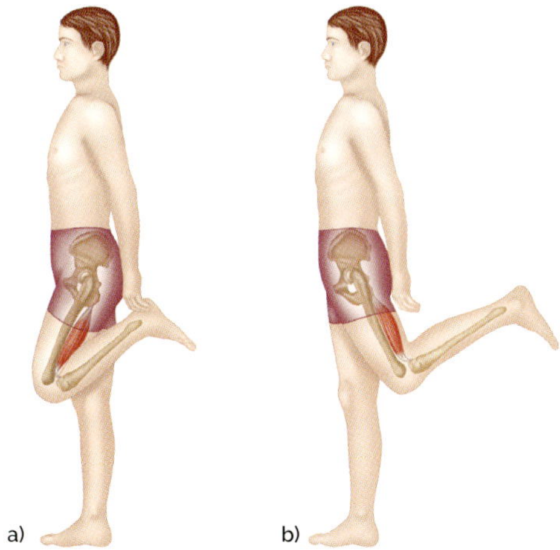

그림 7.22 능동 불충분: (a) 고관절이 굴곡된 상태에서는, 슬괵근이 고관절에서 신장되기 때문에 슬관절을 완전히 굴곡할 수 있을 만큼 수축할 수 있다. (b) 고관절이 신전된 상태에서는 단축된 슬괵근이 더 이상 수축할 수 없어 슬관절을 완전하게 굴곡하지 못한다.

동종운동(*同種運動 / Concurrent Movement*)

달리기에서 지면을 박찰 때처럼, 슬관절의 신전과 동시에 고관절의 신전이 요구될 경우, 동종운동으로 알려진 현상이 적용되며, 매우 유용한 운동으로 입증되었다. 동종운동의 개념을 이해하기 위해서는, 슬괵근이 고관절을 신전하는 동시에 슬관절을 굴곡할 수 있고, 또 따로따로 고관절을 신전하고 슬관절을 굴곡할 수 있음을 먼저 기억해야 한다. 그러므로, 달리기를 자세히 분석해 보면, 우리는 다음과 같은 사실을 관찰할 수 있을 것이다:

- 발이 지면을 박찰 때, 슬괵근은 고관절을 신전시키기 위해 수축한다.
- 한편, 고정근은 슬관절의 굴곡에 작용하는 슬괵근의 기능을 차단한다.
- 결과적으로, 슬괵근은 고관절 부위(기시점)에서만 단축되고, 슬관절 부위(착지점)에서는 늘어진 상태로 유지된다.
- 고관절 신전 시 슬괵근에 반대하는 길항근은 대퇴직근이다. 이때 대퇴직근은 이완되어야 하는데, 그 이유는 슬괵근의 수축을 허용하는 상호억제 때문이다.
- 고관절이 완전히 신전되면, 이미 신장된 대퇴직근은 더 이상 신장될 수 없어서 하퇴를 당겨 슬관절을 신전시킨다.
- 그 결과, 대퇴직근이 고관절 부위에서 신장되고, 슬관절 부위에서 단축된다.

그러므로 동종운동은 대퇴직근과 슬괵근의 양쪽 관절 부위에서 모두 단축되지 않고 또 신장되지 않으므로써 근육의 수동 불충분과 능동 불충분을 피할 수 있다; 어느 근육의 한쪽 관절 부위가 단축될 때 그 근육의 다른 쪽 관절 부위에서는 신장이 일어나고, 반대쪽 근육(길항근)에서는 반대 현상이 일어난다. **그림 7.23**은 이 개념을 잘 보여주고 있다.

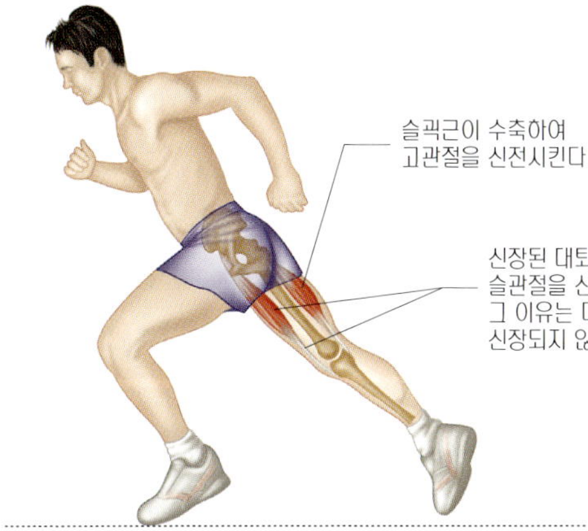

그림 7.23 동종운동.

***이종운동**(異種運動 / Countercurrent Movement)*

공을 찰 때처럼, 무릎을 신전하는 동시에 고관절의 굴곡이 일어나도록 요구되는 것을 *이종운동*이라고 한다. 공 차는 동작을 자세히 분석해 보면, 우리는 다음과 같은 사실을 관찰할 수 있을 것이다:

- 공을 찰 때, 고관절을 굴곡하고 슬관절을 신전하기 위해 대퇴직근이 주동근으로 작용한다.
- 그 결과, 고관절 부위의 대퇴직근과 슬관절 부위의 대퇴직근이 모두 단축된다.
- 이때 상호억제로 인해 슬괵근은 이완된다. 즉, 양쪽 관절 부위의 슬괵근이 모두 신장되어 공을 찰 수 있는 것이다.
- 대퇴직근이 더 이상 수축하지 않더라도, 모멘텀 때문에 그 다리는 여전히 앞쪽으로 움직일 것이다.
- 이 단계에서는, 슬괵근이 다리의 움직임을 제동하기 위해 수축한다.

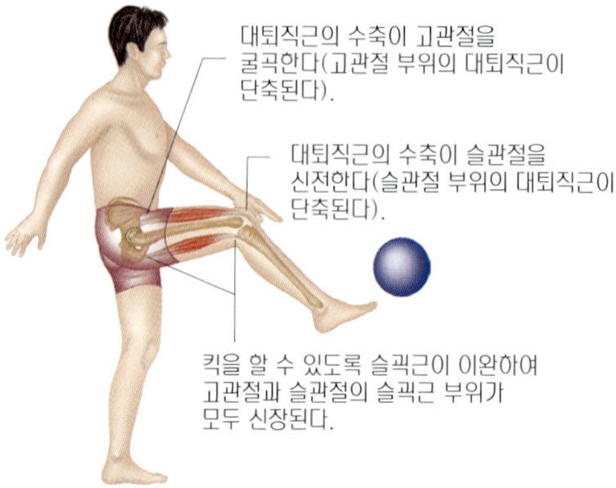

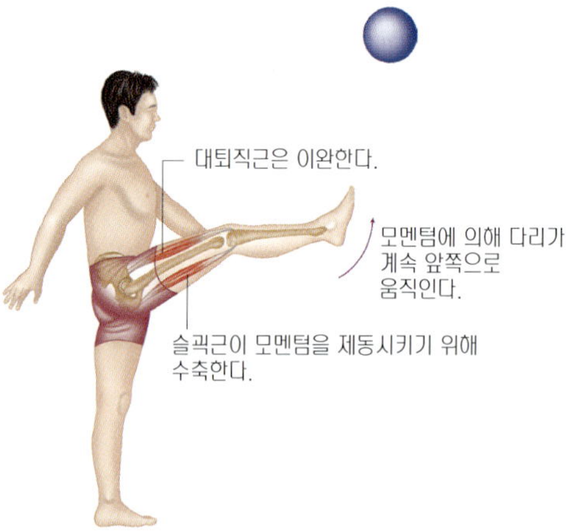

그림 7.24 이종운동.

그러므로 이종운동은 먼저 길항근을 이완시키고, 그 다음 모멘텀의 파워가 길항근과 인대를 과도하게 신장시킬 수 있는데, 이것을 막기 위해 적절한 시기에 길항근을 수축시킴으로써 모멘텀에 제동을 걸고 모멘텀에 의한 손상을 방지한다.

소위 *탄도* 운동이 이런 원리에 의존하지만, 모멘텀의 파워가 길항근의 "제동(brake)" 역할보다 더 클 때 종종 일어난다. 이런 경우에 근육과 인대의 손상이 자주 발생한다.

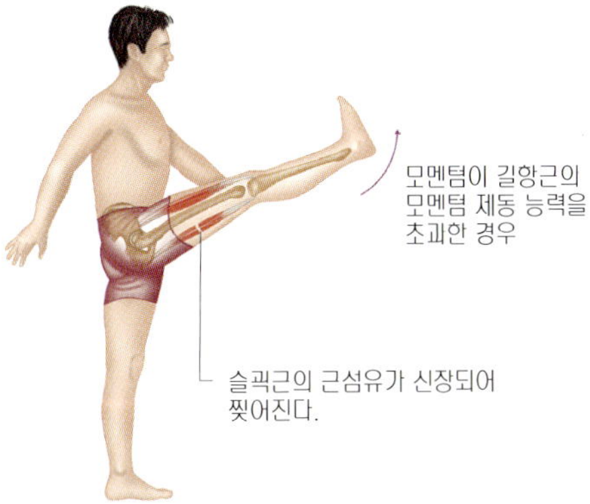

그림 7.25 과도한 탄도 신장에 의해 일어날 수 있는 손상.

코어 안정성 (Core Stability)

코어 안정성은 '신체 구조물이 가장 안전하고, 강하고, 또 매우 효율적인 위치에서 수행할 수 있도록 몸통이 자신에게 가해진 힘을 지지하고, 조절하고, 또 이겨낼 수 있는 능력으로 설명된다(Elphinston, 2015).'

몸통에 의한 힘을 관리하는 능력은 움직이는 신체의 기능적 안정성과 관련된 많은 요소 중의 하나이다. "코어"와 관련된 근육들은 우리의 기능적 요구를 충족시키기 위해 다양한 방식으로 기능할 수 있어야 한다. 그 과제는 예를 들어, 럭비 태클과 같은 갑작스런 충격을 견뎌낼 수 있는 빠른 반응력이나 다리의 강한 근육 작용에 대항해 몸통과 골반을 지지하는 지구력을 요구할 수 있다.

몸통의 안정화는 여러 근육의 상호작용에 의해 만들어진다. 해당 척추 분절의 근처에 있는 다열근과 같은 일부 근육들은 짧은 근섬유이며 척추 분절에 영향을 줄 수 있을 만큼 가까운 거리에 위치해서, 상대적으로 미미한 운동 효과를 가진다. 척주기립근과 같은 다른 근육들도 여러 척추 분절에 힘을 가할 수 있다. 광배근, 대둔근 및 슬괵근과 같은 일부 근육은 척추뼈와 관련없는 것처럼 보이지만, 근막을 통해 척추에 지지를 제공한다.

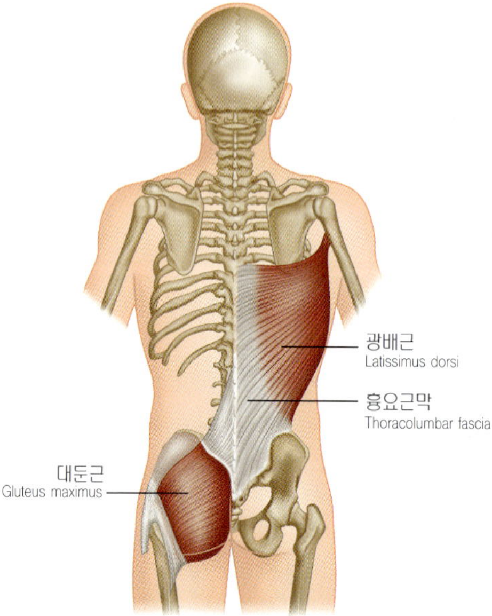

그림 7.26 후사선근막 슬링: 광배근, 대둔근 및 흉요근막.

코어 안정성과 가장 많이 관련된 근육은 복부 근육이다. 외복사근과 같은 표층 근육들은 토크를 생성하고, 효과적인 근력을 위해 훈련될 수 있는 강력한 근육이다. 복부 근육 중 가장 심층에 있는 복횡근은 낮은 수준의 동원으로도 작용하고, 하체와 상체 사이에 힘을 전달하는 역할도 하고(Allison 등, 2008), 자신의 부착점을 통해 몸통의 앞쪽과 뒤쪽(흉요근막)을 연결하고, 또 신체의 자연스런 안정화 기전인 복내압의 중요한 요소(Hodges 등, 2005)이다.

복횡근의 양상에 대한 Hodges와 Richardson(1997)의 초기 연구는 재활 치료, 특히 허리 통증의 치료에 커다란 변화를 일으켰다. 그들의 소견에 따르면, 복횡근이 피드포워드 기전으로 작용한다는 것이다. 즉, 복횡근은 움직임에 의해 생성된 힘을 관리할 수 있는 전반적인 신체 준비에 기여하기 위해 움직이는

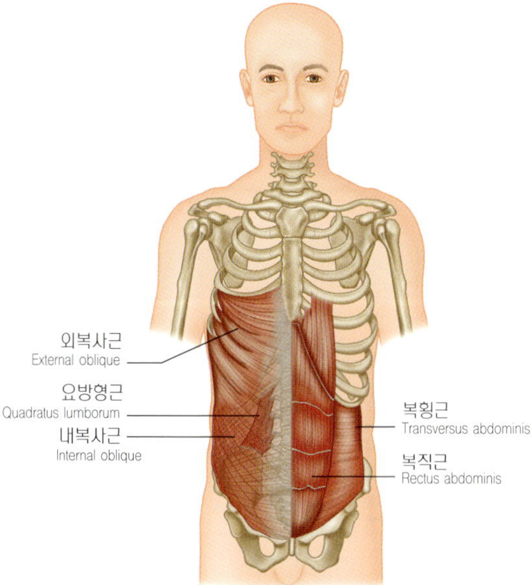

그림 7.27 복부 근육은 코어 안정성과 가장 많이 관련되는 근육이다.

자극에 반응한다는 것이다. 흉요근막에 연결되는 많은 근육 중의 하나로써 복횡근의 역할은 특히 허리 통증이 있을 때 복횡근의 기능이 변경되었음이 밝혀졌고, 이를 위해 복횡근의 강화 훈련이 요구되었다(Hodges 2001).

그러나 다년간의 연구 이후, 복횡근과 같은 주요 근육의 수행력이 허리 통증의 개선 결과와 확실한 연관성을 찾지 못했고(Allison 등, 2012; Lim 등, 2011), 또 허리 통증 환자에게 적용된 일반화 운동보다 코어 안정성의 훈련이 효과적이라는 사실을 확인하지 못했다(Kumantakis 등, 2005). 그러므로 오늘날에는 코어 안정성 훈련을 개인의 움직임을 향상시키는 전반적인 운동 맥락 안에 포함시키고 있다.

복내압의 경우에서 보면, 횡격막과 골반저는 각각 척추 앞에 위치한 가상의 팽창식 용기의 지붕과 바닥을 형성하고, 복횡근과 내복사근의 뒤쪽 섬유는 그 용기의 벽을 형성하기 위해 용기를 둘러싼다. 우리가 무엇을 하느냐에 따라 그 용기 안의 압력을 변화시키기 위해 근육들이 미세하게 동기화되고, 연이어 척추의 안정화에도 도움이 된다. 그것은 고립된 근육의 양상에 중점을 두기 보다는 척추 지지를 만드는 모든 구성 요소의 협응에 초점을 맞추는 것이다.

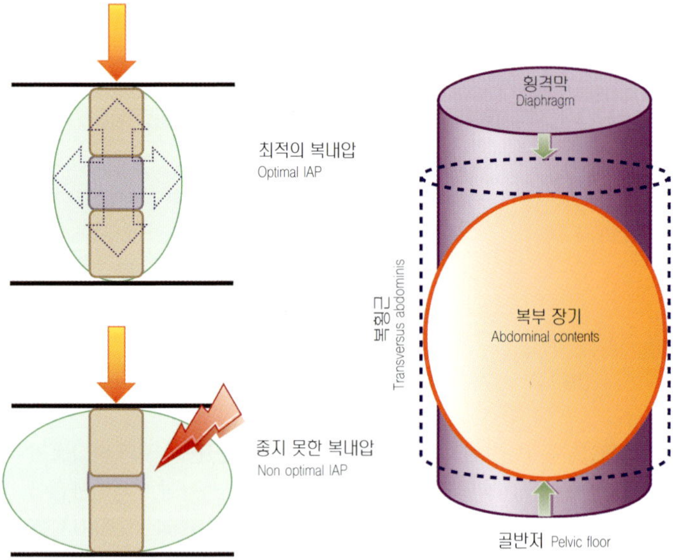

그림 7.28 흉강과 복강 내부의 최적 압력 생성.

구조적으로 봤을 때, 그들 근육은 우세한 주동근이고, 강한 힘을 발휘할 수 있는 이들 근육들은 팔다리에 적용되는 긴 당김선의 이점을 얻기 위해 표층에 위치하는 경향이 있다. 관절 운동을 제어하는데 주로 작용하는 근육들은 움직임 내내 관절 위치를 유지하고 지지하기 위해 보다 심층에 위치하는 경향이 있다. 심층 근육의 기능부전이나 억제가 있으면, 표층 근육들이 보상적 안정성을 제공하기 위해 수축할 것이다. 이런 현상이 일어날 때, 사람들은 신장기법으로도 좋아지지 않는 관절가동범위의 소실을 경험하게 된다. 그러므로 훈련은 평형을 회복하기 위해 양질의 움직임을 가진 근육의 균형과 협응에 초점을 맞추어야 한다.

한때는 중심 코어 근육을 이용한 지속적인 보호 브레이싱 훈련에 중점을 두었지만, 오늘날에는 허리 통증 환자가 너무 적은 활동보다는 오히려 너무 많은 활동을 보이는 경향을 띠거나(Brumagne 등, 2008), 또는 갑작스러운 움직임에 잘 반응하기 위해 몸통 근육의 이완을 하지 않는 경향(Cholewicki, 2005)을 가졌다고 한다. 이런 반응은 생리적이고 행동적 반응일 수 있으며, 부드러운 움직임, 자신감, 신체 인식 및 협응을 통합하는 방식으로 훈련될 필요가 있다.

골반 제어는 몸통 근육만큼이나 몸통의 안정성 유지에 매우 중요한 역할을 한다. 허리근과 같이 골반과 몸통을 연결하는 해부학적 교각이 매우 중요하고, 또 고관절, 골반 및 몸통 등의 친밀한 연결을 강조한다. 전방경사, 후방경사 또는 측방 경사와 같은 골반 자세는 몸통 자세에 직접적으로 영향을 줄 것이고, 몸통 근조직도 이에 따라 반응할 것이다. 그러므로, 골반 자세 뿐만 아니라, 볼기 근육과 같은 골반 근육들의 근력과 타이밍도 몸통 재활 프로그램의 필수 요소가 될 것이다.

참고문헌 References

Allison, G.T. Morris, S.L. & Lay, B. 2008. Feedforward responses of transversus abdominis are directionally specific and act asymmetrically: implications for core stability theories. *J Orthop Sports Phys Ther* 38(5), 228 - 237.

Allison, G.T. 2012. Abdominal muscle feedforward activation in patients with chronic low back pain is largely unaffected by 8 weeks of core stability training. *J Physiother* 58(3), 200.

Borghuis, J. Hof, A.L. & Lemmink, K.A. 2008. The importance of sensory-motor control in providing core stability: implications for measurement and training. *Sports Med* 38(11), 893 - 916.

Brumagne, S. Janssens, L. Knapen, S. Claeys, K. & Suuden-Johanson, E. 2008. Persons with recurrent low back pain exhibit a rigid postural control strategy. *Eur Spine* J 17(9), 1177 - 1184. doi: 10.1007/s00586-008-0709-7. Epub Jul 2.

Cholewicki, J. Silfies, S.P. Shah, R.A. Greene, H.S. Reeves, N.P. Alvi, K. & Goldberg, B. 2005. Delayed trunk muscle reflex responses increase the risk of low back injuries. *Spine* 30(23), 2614–2620.

Elphinston, J. 2013. *Stability, Sport and Performance Movement: Practical Biomechanics and Systematic Training for Movement Efficacy and Injury Prevention, Second Edition*. Lotus Publishing, Chichester.

Hodges, P.W. Eriksson, A.E. Shirley, D. & Gandevia, S.C. 2005. Intra–abdominal pressure increases stiffness of the lumbar spine. *J Biomech* 38(9), 1873–1880.

Hodges, P. 2001. Changes in motor planning of feedforward postural responses of the trunk muscles in low back pain. *Experimental Brain Research* 141(2), 261–266.

Hodges, P. & Richardson, C.A. 1997. Feedforward contraction of transversus abdominis is not influenced by the direction of arm movement. *Experimental Brain Research* 114(2), 362–370.

Koumantakis, G.A. Watson, P.J. & Oldham, J.A. 2005. Trunk muscle stabilization training plus general exercise versus general exercise only: randomized controlled trial of patients with recurrent low back pain. *Phys Ther* 85(3), 209–225.

Lim, E.C. Poh, R.L. Low, A.Y. & Wong, W.P. 2011. Effects of Pilates–based exercises on pain and disability in individuals with persistent nonspecific low back pain: a systematic review with meta–analysis. *J Orthop Sports Phys Ther* 41(2), 70–80.

8 장

근막과 아나토미 트레인 근막경선

Fascia and the Anatomy Trains Myofascial Meridians

Thomas Myers

아나토미 트레인의 근막경선은 근막조직의 결이 일련의 근육을 통해 어떻게 주행하고 있는지를 나타내는 지도와 같은 것이다. 구조의 패턴화에 대한 이런 새로운 접근법은 특히 장시간의 자세 불균형, 잘못된 신체 사용, 또는 수술, 손상 또는 상해 등의 후유증으로 인한 기능부전이나 통증의 지점이 아닌 그곳으로부터 어느 정도 떨어진 곳을 치료하는 도수치료와 효과적인 움직임 훈련에 대한 광범위한 함축성을 가진다. 이런 아이디어는 Anatomy Trains(Elsevier, 2014)라는 책과 Anatomy Trains.com에 자세히 설명되어 있다.

실천적 전체주의 Practical Holism

사람은 자동차나 컴퓨터와 같이, 여러 부속품으로 조립된 것이 아니다. 심장은 펌프이고, 뇌는 컴퓨터이고, 신장은 필터이다 – "신체를 기계처럼 생각하는" 이미지는 유용한 은유법이지만, 어떤 시적 줄거리처럼, 이들 은유법이 모든 것을 말할 수는 없다. 그러나 인체 움직임 해부학에 대한 우리의 현대적 인식에서 보면, 우리는 이런 기계적 은유를 전부라고 생각하고 또 전부로 만드는 위험에 처해 있다. 사실, 우리의 신체는 하나의 단일체처럼 잉태되고, 성장하고, 살아가고, 마침내 죽는다 – 그러나 우리의 마음은 그렇지 않다(**그림 8.1**).

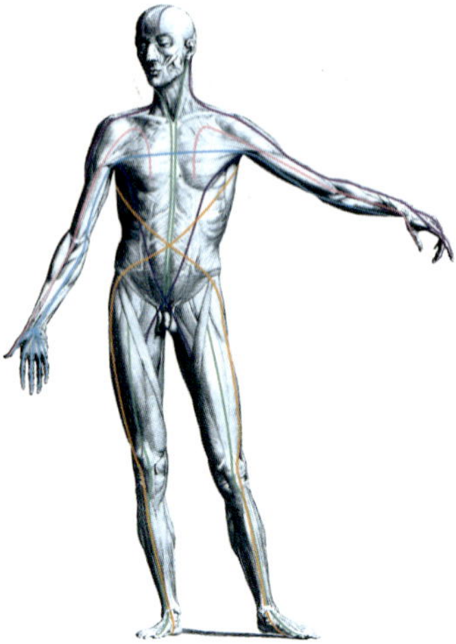

그림 8.1 근막연결의 아나토미 트레인 맵.

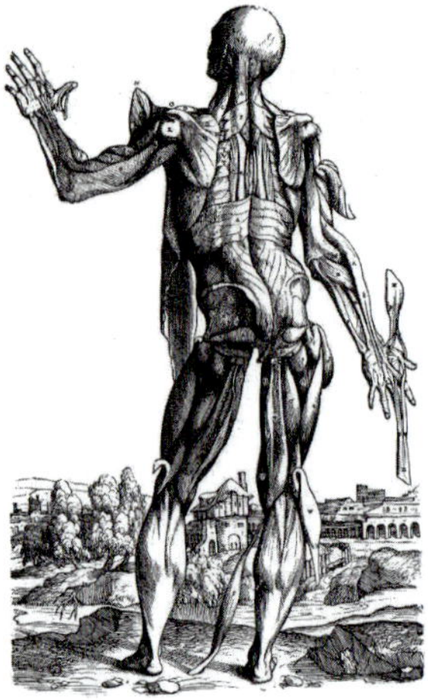

그림 8.2 1548년 Vesalius의 목판화는 근막계의 방향성 조직결과 종이접기를 보여준다.

해부학에 필요한 도구는 칼이었다. 부싯돌 절단기에서부터 레이저 메스에 이르기까지, 동물과 사람의 신체는 점점 세밀하게 해부되어 왔다. 데카르트의 이원론에 따르면, 신체를 '부드러운 기계'로 묘사했고, 해부학과 생리학을 배우는 학생들은 각각의 식별 가능한 부분의 역할을 설명하기 위해 환원론적 메커니즘을 사용했다. Newton의 법칙은 역학적 우주 속에서 우리의 위치를 더욱 공고하게 만들었다. 그러나 그들의 시대에는 영광스럽고 해방적인 생각들이 우리 시대에는 구속적이고 제한적인 개념이 되었다(**그림 8.2**).

우리의 '부분'은 실제로 어떻게 생겨나는가? 식물처럼 '씨앗'으로부터 생겨났는가? 사람은 하나의 수정란에서 비롯되고, 그 수정란은 넓게 증식해 나갔다. 그런 다음, 각 조직세포로 특화된 딸세포가 난자와 세포의 일부 기능(예: 근육은 수축에 특화되고, 신경은 전도에 특화되고, 상피조직은 분비 기능에 특화되는 등)을 증가시키는 한편, 반대로 다른 기능들을 감소시켰다. 신경세포는 매우 잘 작동하지만, 그들의 특화 결과로 쉽게 재생될 수 없었다.

상피세포는 효소를 만드는데 있어서 매우 능숙하지만, 수축하는 능력은 현저하게 소실되었다. 그러나 각 세포는 보편적인 연료로서 글루코스에서 DNA의 나선에 이르기까지 여전히 이웃과 끊임없이 소통하고, 또 화학 구조의 유사성에 있어서 독특한 개별 세포를 구성한다(**그림 8.3**).

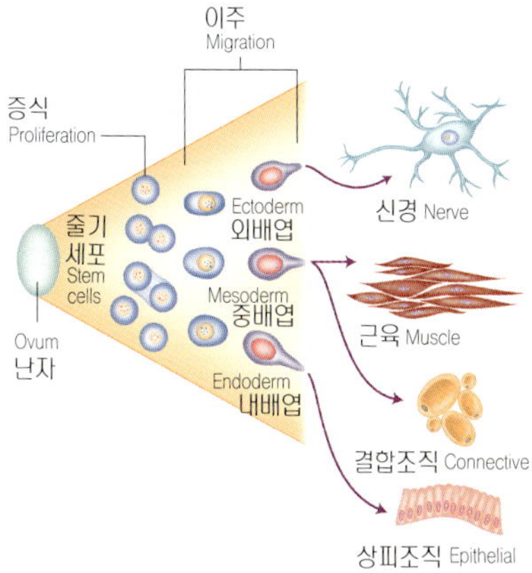

그림 8.3 일반화된 난자로부터, 세포는 증식하고, 이주하고, 기능적으로 특수조직으로 분화한다.

특별한 절단이 이루어지기 전에, 우리가 '뇌'라고 부르는 것은 주변의 결합조직, 혈액 공급, 그리고 신체 전반에 걸쳐 있는 말초신경과 자율신경으로부터 떨어져 나간 실체로서는 결코 존재하지 않는다. 상완이두근이 칼에 의해 뼈로부터 분리되거나 다른 다양한 부착물인 상완근이나 신경과 혈액의 공급과 같은 주변 근막단위와 절단될 때, 이 상완이두근은 분리된 구조물로 존재할 것이다. 간, 뇌, 상완이두근과 같이 분리된 장기들이 있다는 우리의 사고는 우리가 생각하는 방식일 수 있지만, 생리학이 '생각하는' 방식은 아니다.

단일 근육 이론 The Single Muscle Theory

건을 통해 관절 위에서 뼈에 작용하는 개별 요소로서의 분리된 근육의 이미지는 해부학 교재에서 자주 인용되는 근육 작용을 분석하는 일반적인 방법을 유도한다: "근육만 붙어 있는 골격"을 상상해 보자: 단일 근육은 골격에 어떤 작용을 할 것인가? 이것을 단일 근육 이론이라고 부르자.

이런 단일 근육 이론에서 보면, 상완이두근은 전완을 회외하고, 주관절을 굴곡하고, 또 견관절을 약하지만 굴곡하는 근육으로 정의된다(**그림 8.4a**). 아나토미 트레인의 관점에서는, 여기에 다음과 같은 부가적인 정보를 첨가한다: "상완이두근이 엄지의 가쪽면에서 4번 늑골까지, 그리고 그것을 넘어서 이어지는 근막 또는 근막경선의 한 요소라는 것이다." 두 번째 정의는 첫 번째 정의를 부정하지 않지만, 상완이두근이 엄지를 안정시키고(하향 근막), 또 가슴을 열어 숨을 완전히 쉬게 할 수 있다(상향 근막)는 것이다(**그림 8.4b**).

"신체를 조립된 기계"로 보는 이런 관점은 널리 퍼져 있고, 이 책에서처럼, 이런 관점에 기초한 지도는 매우 이해하기 쉽고 유용해서 그의 변수를 벗어나 생각하는 것은 어려운 일이다.

전체에 대한 사고는 현대의 전체주의적 치료사들에게는 매력적이지만, 이런 사고는 침술이라는 동양적 지도나 손, 발, 눈 또는 귀를 잇는 반사적 지도를 전통적인 서양 해부적 지도에 연결하는 유용한 맵(지도)으로 단순히 이어지지 않는다.

우리의 첫 단락에서 설명한 '모든 것은 그 밖의 모든 것에 연결되어 있다'는 철학은 실제로 기술적으로는 정확하지만, 치료사들은 이런 연결의 바다에서

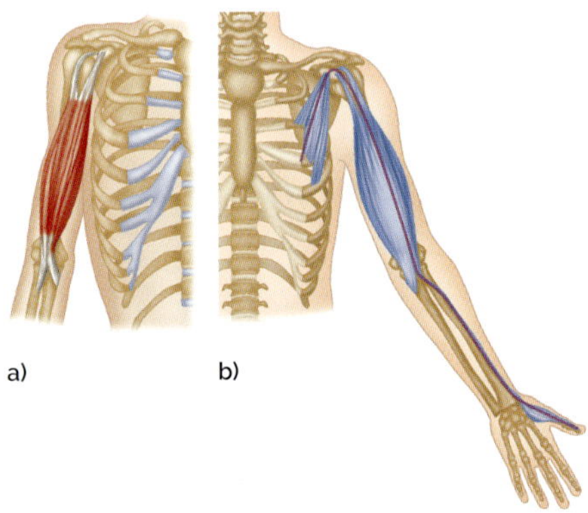

그림 8.4 (a) 단독 근육으로서 상완이두근, (b) 상완이두근은 종적 근막 연속체의 한 부분이다.

목표로 향하지 못하고 떠돌게 되어 동결견이 주관절의 문제로 발생하는 것인지, 반대쪽 고관절의 문제로 발생하는 것인지, 또는 동측 발의 반사지점 문제로 발생하는 것인지를 확신할 수 없게 된다. 이들 중 어느 것이 작동할 수 있지만, 우리의 치료적 선택이 추측보다 더 나은 것이 될 수 있도록 유용한 지도가 꼭 필요하다.

간단히 말해, 신체가 많은 레벨에서 서로 연결되어 있음을 알고 있지만, 우리는 '누르는 기법' 또는 운동 치료사의 '신장 기법'보다 더 나은 치료 전략을 필요로 한다. 우리의 관점이 몸에 대한 '증상 지향적' 관점에서 '시스템 지향적' 관점으로 이동할 때, 우리가 배울 수 있는 것은 무엇인가?

이런 근막경선의 개념은 구조적 신체의 지도를 제공하고, 신체의 개별적 부분(학자들이 매우 잘 목록한)과 전인적 개념(사람의 물리적 형태, 생리학, 경험, 그리고 인식 등을 포함한) 사이의 실질적인 전환을 제공한다. 우리는 여러분이 다음에 대해 동의하기를 바란다: 신체의 중간 지도인 아나토미 트레인(Anatomy Trains)이 특히 치료가 어려운 만성 질환과 전신 자세 효과를 위한 새로운 치료 수단을 연다.

전신 네트워크 Whole Body Communicating Networks

아나토미 트레인의 핵심은 결합조직 시스템의 기능적 통일성(functional unity)이다. 신체 내에는 정확하게 3개의 네트워크가 있는데, 이들 네트워크는 마법처럼 온전하게 추출되면, 우리에게 신체 안팎의 전신 형태를 보여줄 것이다: 신경망, 혈관망, 그리고 세포외기질망 또는 ECM)(**그림 8.5**).

3개의 모든 네트워크는 전신에 걸쳐 분포되어 있다. 신경은 감각정보를 중추신경으로 보내고, 그 다음 중추신경계는 근육과 선(gland)으로 시속 7–170 마일의 속도로 정보를 전달한다. 체액 시스템은 단지 몇 분마다 전신으로 화학물질을 운반하지만, 많은 화학물질의 순환 주기는 매시간, 매일 또는 여성의 월경주기처럼 매달에 이르기까지 다양하게 발생하기도 한다.

ECM(세포외기질망)은 근막, 건, 인대 및 뼈를 통해 장력이나 압박력과 같은 역학적 정보를 전달하고, 또 우리가 알고 있듯이, 지방과 같은 가장 부드럽고 느슨한 조직도 힘을 매우 효과적으로 전달할 수 있다. 이런 정보는 소리 속도로 주행하는 진동이고, 빛의 속도보다는 약 700mph 느리지만, 신경 속도보다는 최소 4배 정도 빠르게 전달된다. 그러나 결합조직 시스템 내에서 일어나는 소성 변형과 보상의 반응 속도는 1시간 단위, 1주 단위, 1개월 단위 또는 1년 단위로 측정된다. 따라서 세포외기질망은 이들 3개의 네트워크 중에서 가장 빠르게 정보를 전달하지만, 반응은 가장 느린 편이다.

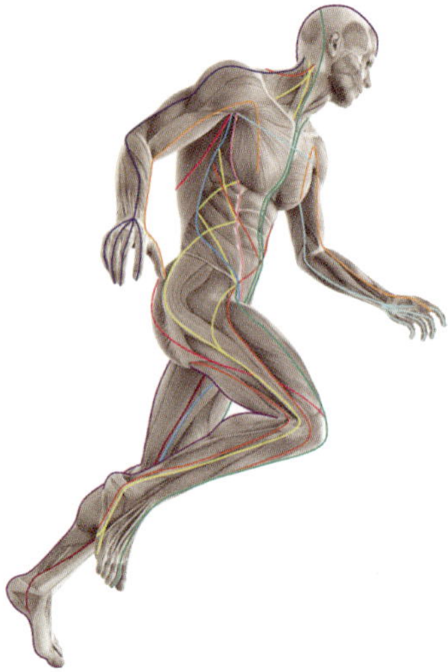

그림 8.5 아나토미 트레인 맵.

신경망과 혈관망과는 달리, 결합조직망은 아직 잘 지도화(맵핑)되지 않았는데, 그 이유는 관심있는 신경, 혈관, 근육 및 다른 국소 시스템을 보기 위해 우리가 결합조직을 제거해야 할 죽은 물질로서 보고 있기 때문이다. 다른 시스템과 분리하거나 분석하기 위해 메스로 결합조직을 잘라내야 하기 때문에, 결합조직은 다른 친숙한 시스템보다 연구가 덜 이루어졌다.

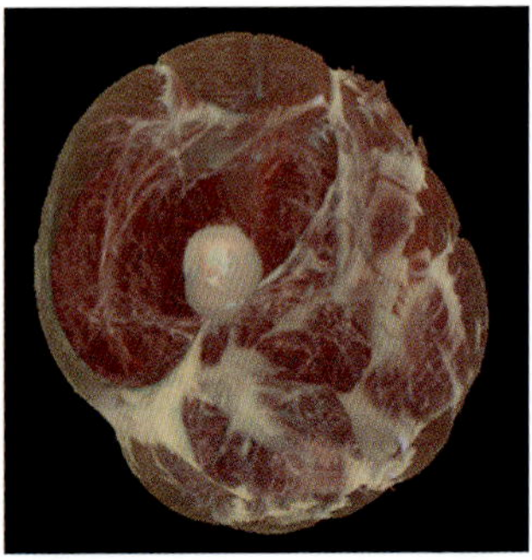

그림 8.6 위에서 바라본 허벅지의 단면(결합조직을 제거하고, 나머지 모든 조직을 그대로 남겨 둔 상태). 출처: Jeff Linn(Visible Human Data Project에서 파생된). 트레인 맵.

만약 우리가 신체를 개별적으로 해부해서 식별 가능한 구조물로 나누지 않고, 세포 물질을 샴푸로 모두 씻어내고 용매에 담가두면, 세포외기질 전체는 손상시키지 않고 온전하게 남아 있을까?(**그림 8.6**)

결합조직 시스템 The Connective Tissue System

결합조직 기질의 이런 시스템은 우리의 '형태의 기관'으로 보여질 수 있다. 난자가 첫 번째로 분화하는 순간부터, 결합조직의 ECM은 세포를 접착시키는 분비된 글리코아미노글리칸로서 존재한다. 배아 발생 2주째의 끝날 무렵, ECM의 첫 번째 섬유 버전이 나타나게 되고, 척색(척추)의 양쪽 측면에 있는 특수한 중배엽 세포에 의해 미세한 레티큘린(reticulin) 망이 회전된다. 이 그물은 우리를 엮어주는 '메타-막'인 근막망의 기원이며, 우리의 형태를 형성하고 우리의 모든 생화학적 과정의 흐름을 지시하는 하나의 용기이다(**그림 8.7**).

세포사이 공간에 있는 3개의 성분(물, 섬유 및 글리코아미노글리칸)을 변화시키고 혼합하는 결합조직 세포의 능력은 살아있는 다양한 모든 조직결에 있는 뼈, 연골, 주머니, 심장 판막, 안구 각막, 치아의 detin, 인대, 건, 인대, 및 지방조직 등의 친숙한 건축 재료를 요구에 따라 생산한다. 움직임에 관여하는 관절은 섬유아세포와 유사 세포들에 의해 만들어진 ECM으로 거의 구성된다. 전체적으로 ECM은 신체의 다양한 요소들을 결합시킨다.

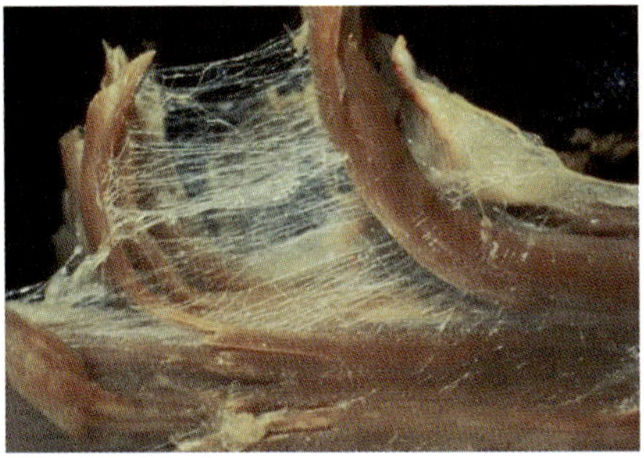

그림 8.7 근조직 확대 - 근내막내의 개별 근섬유(사진 출처: Ron Thompson).

텐서그리티 Tensegrity

우리 시스템에 뿌리 박힌 '부품으로 조립된 기계'라는 이미지를 벗어나기 위해서는, 또 다른 전인적(전체론적) 이미지가 필수적이다 – 텐서그리티 기하학(tensegrity geometry).

해부학의 일반적인 기하학적 그림은 크레인이나 블록 더미처럼 연속적인 압축 프레임워크라는 골격에 케이블과 같은 근육이 부착된 형태이다. 이것은 다시 단일 근육 이론으로 이어지는데, 골격은 안정되지만 움직일 수 있고, 우리는 각각의 근육이 골격에 어떤 작용을 하는지 스스로 분석하고, 그 움직임을 분석하기 위해 그들을 함께 추가한다. 그러나 약간의 생각이 이런 생각을 곧 포기하게 만든다. 근육을 골격에서 떼어내면, 골격은 더 이상 안정적이지 않을 것이다; 뼈들은 안정된 방식으로 쌓여 있거나 서로 얽혀 있지 않기 때문에, 뼈로부터 모든 연부조직을 떼어내면 그 뼈들은 와락 무너질 것이다.

"뼈가 대들보와 같고, 대들보를 움직이는 케이블이 근육과 같다는 생각에서 우리가 벗어날 수 있으면, 우리는 '텐서그리티(장력의 균형이 온전성 상태)'로 불리는 구조물에 관심을 가질 수 있다(**그림 8.8**).

Kenneth Snelson이 고안하고, Buckminster Fuller가 개발한 텐서그리티 기하학은 우리가 살면서 느낄 때 이전의 '크레인(crane)' 모델보다 우리의 신체에 더 가깝게 느껴진다. 사람의 움직임을 안정성과 가동성의 측면에서 봤을 때, 뼈와 연골은 근막망에 대항해 외부로 밀어내는 압박 저항성 버팀목이 된다. 결국, 근막망은 항상 장력의 힘을 받고, 항상 중심 쪽으로 당기려고 노력한다. 원심력과 구심력이란 두 요소는 안정성에 필수적일 뿐만 아니라, 가동성에도 기여한다.

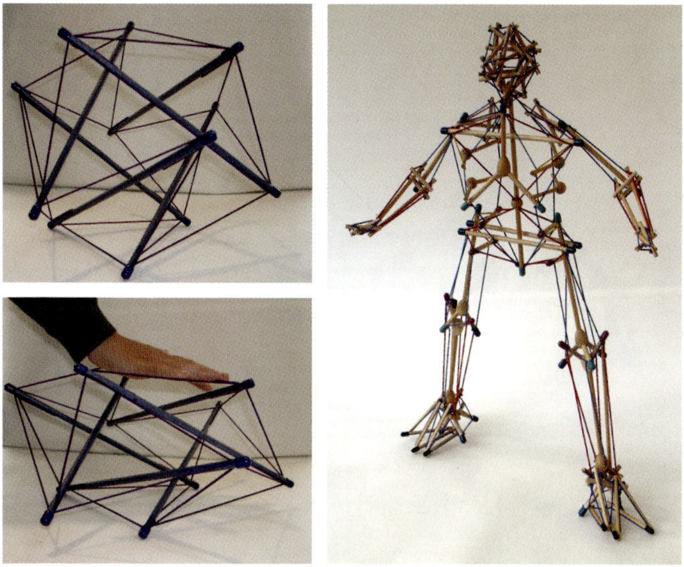

그림 8.8 텐서그리티는 스트레스를 받았을 때, 구심성으로 스트레인받기 보다는 원심방향으로 분산하려는 경향이 있다. 인체도 마찬가지이기 때문에, 국소 손상이 곧바로 전체 스트레인 패턴으로 변할 수 있다. 텐서그리티에 대해 더 많은 것을 알고 싶으면, kennethsnelson.net, biotensegrity.com, http://web1.tch.harvard.edu/research/ingber/Tensegrity.html. 주요 사진 출처: Tom Flemons, intensiondesigns.com.

텐서그리티는 반세기 이상 우세하게 지배해 왔던 단일 세포의 개념에서 물 밖으로 나와 중력속으로 들어간 후 여전히 지구 위에서 살아가고 있는 수 조 개의 세포로 이루어진 집단체라는 개념에 이르기까지 유일한 확장 가능한 기하학적 모델이다. 오래된 생체역학적 모델의 약점 중 하나는 그것이 분자나 조직 수준에서 작동하지 않는다는 것이다; 텐서그리티는 긴장도는 모든 크기의 규모에서 작동한다.

이런 새로운 정형외과적 모델에서 보면, 골성 버팀목은 연부조직이 제공하는 장력의 바다 속에서 부유하고 있는 형태이다. 따라서 뼈의 위치는 이들 연부조직

요소 사이의 장력 균형에 좌우된다. 이런 모델은 요가, 필라테스, 개인 훈련 및 바디워크 등과 같이, 구조물에 대한 연부조직 접근법의 잠재력을 보는데 매우 중요하다. 실제로, 뼈의 위치와 자세는 뼈를 다시 '정렬'시키는 빠른 속도보다는 연부조직의 균형에 더 많이 좌우된다.

이런 측면에서 보면, 우리의 다른 책에서 많이 확장되는 아나토미 트레인의 근막경선은 전신의 근육 표면을 가로지르는 전신 장력의 선을 지도처럼 그린 것이고, 근막경선은 뼈 형태를 유지하는 작용을 하고, 움직임을 위한 트랙을 안내하고, 전신 자세 안정을 협응시키고, 또 자동차에서 식료품을 꺼내는데 필요한 국소 가동성에도 도움을 준다. 연구는 세포 수준에서 역학적 힘을 전달하는 텐서그리티 기하학의 개념을 뒷받침하고 있으며, 여기에 묘사된 것과 같은 매크로 수준 모델은 해부학적으로 더욱 정확해지고 있다.

아나토미 트레인 The Anatomy Trains

이제부터는 이들 중요한 전신 고려사항과 이 책의 나머지 부분을 구성하는 상세하면서 유용한 해부학 사이에 있는 어느 중간 레벨로 내려가 보자. 개념은 매우 간단하다: 만약 우리가 섬유조직의 결을 따라간다면, 우리는 근육이 종방향으로 연결된 곳을 볼 수 있을 것이다. 이렇게 섬유의 결을 따라가다 보면, 신체를 지나가는 명확한 선이나 트랙을 형성하는 12개의 주요 근막경선이 있음을 알게 될 것이다.

우리는 선 자세와 움직임에서 공통적으로 사용되는 12개의 근막경선을 구축할 수 있다:

- 표층 전방 라인
- 표층 후방 라인
- 측방 라인
- 나선 라인
- 상지 라인(4개)

- 기능 라인(43개 – 전면, 후면, 동측)
- 심층 전방 라인

첫 3개의 근막경선을 기본 경선이라고 하며, 그 이유는 그들 경선이 4개의 방향(전방, 후방, 그리고 좌우 측방)으로 위아래로 주행하기 때문이다.

표층 전방 라인 (Superficial Front Line)

표층 전방 라인(SFL)은 발등에서 두개골까지 신체의 좌우를 따라 각각 동일하게 주행하고, 이 라인과 관련된 근육과 근막으로는 하퇴의 전방 구획, 대퇴사두근, 복직근, 복장근막, 흉쇄유돌근, 그리고 두개골에 있는 모상건막(galea aponeurotica) 까지 위쪽으로 이어진다. 근육과 장력의 측면에서 보면, SFL은 2개의 경선으로 나누어진다: 하나는 발가락에서 골반까지이고, 다른 하나는 골반에서 머리까지다. 선 자세처럼, 고관절을 신전했을 때는 이들 2개의 경선이 합쳐져 하나의 경선으로 기능을 한다(**그림 8.9**).

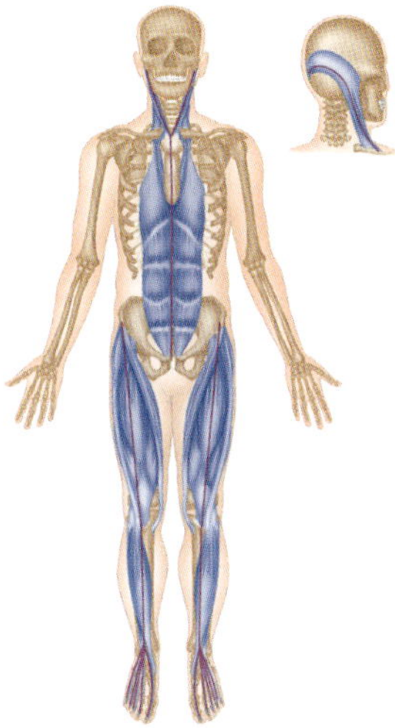

그림 8.9 표층 전방 라인(SFL).

SFL에서는 빠른 수축 근 섬유(백근 섬유)가 우세한 편이다. SFL은 몸통과 고관절을 굴곡하고, 슬관절을 신전하고, 또 발목을 배측굴곡시키는 기능을 한다. 선 자세를 취할 때, SFL은 아래쪽 목을 굴곡하고, 위쪽 목을 신전한다(흉쇄유돌근의 기능 때문). 자세적으로 볼 때, SFL은 무릎과 발목을 신전하고, 복부 장기를 보호하고, 중력선보다 앞쪽에 위치하는 골격(치골, 늑곽, 안면골 등)을 들어올릴 수 있도록 장력 지지를 제공한다. 그리고 물론, SFL은 표층 후방 라인의 당김에 균형을 맞출 수 있도록 힘을 제공한다.

충격이나 공격에 대한 사람의 일반적인 반응(깜짝 놀라는 반응)은 SFL를 단축시킬 수 있다. 예를 들어, 외상 이후에 발생하는 흔한 SFL의 만성 단축은 신체의 전방 부분을 아래로 당기고 후방을 긴장시키는 많은 자세성 통증 패턴을 유발시킨다.

표층 후방 라인 (Superficial Back Line)

표층 후방 라인(SBL)은 발가락 저측면에서 발바닥을 지나 발꿈치를 돌아서 신체 뒤쪽으로 따라 머리 정수리까지 올라간 후, 눈썹 부위인 전두골 능선으로 내려와 끝난다. SFL처럼, SBL도 2개의 경선으로 나누어진다: 하나는 발가락에서 무릎까지이고, 다른 하나는 무릎에서 머리까지이다. 그리고 이들 2개의 경선은 무릎을 신전한 상태에서는 하나의 경선으로 작용한다(예를 들어, 전방으로 굴곡하는 대부분의 요가 아사나 자세에서처럼). 발바닥 조직, 하퇴삼두근, 슬괵근, 천결인대, 척주기립근 및 두개외근막(epicranial fascia)이 SBL에 속한다.

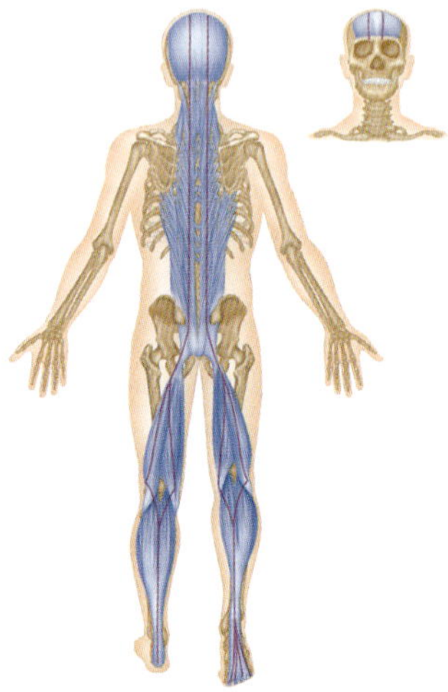

그림 8.10 표층 후방 라인(SBL).

SBL은 척추와 고관절을 신전하고, 슬관절과 발목을 굴곡하는 기능을 한다. SBL은 원시 태아 굴곡 자세로부터 눈을 들어올리고, 점차 신체를 똑바로 선 자세로 만든다(**그림 8.10**).

자세적으로 볼 때, SBL은 신체를 선 자세로 유지하고, 골격의 1차 만곡과 2차 만곡(1차 만곡에는 두개골과 발꿈치가 포함되고, 2차 만곡에는 무릎과 족궁이 포함됨)을 형성한다. SBL은 SFL보다 다리와 척추의 강한 배드를 가진 치밀한 근막 라인을 만들고, 느린 수축 근섬유(적근 섬유)가 우세한 편이다.

측방 라인 (Lateral Line)

측방 라인(LL)은 발의 외측 중심점과 내측 중심점에서 시작해 각각 외측 복사뼈를 감아돈 후, 종아리와 허벅지의 가쪽면과 안쪽면을 따라 각각 위로 주행하고, 그 다음 몸통에서 직물을 짜는 형태로 주행한 후, 두개골의 유두돌기로 향한다(**그림 8.11**).

LL은 척추의 측방굴곡, 고관절의 외전, 발의 외반 등을 일으키고, 몸통의 측방 움직임과 회전 움직임에 대한 제동장치로도 작용한다. 자세적으로 볼 때, LL은 신체의 좌측과 우측의 균형을 맞추기 위해 텐트의 지지선(guy-wires)처럼 작용한다. 또한, LL은 움직임을 창조하는 것 이상을 포함하고 있으며, 굴곡-신전의 움직임을 촉진하고, 에너지 낭비를 하는 좌우 움직임을 제한한다.

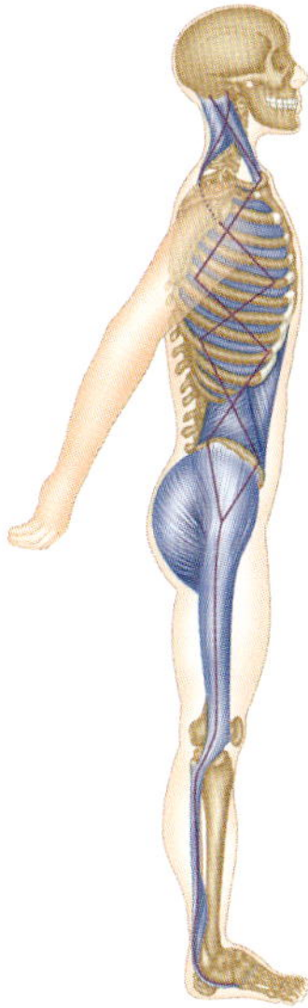

그림 8.11 측방 라인(LL).

나선 라인 (Spiral Line)

나선 라인(SL)은 3개의 기본 라인을 가지고 있고, 나선형 모양으로 몸통을 주행하며, 다른 루프는 고관절에서 족궁으로 향하고 다시 족궁에서 고관절 쪽으로 주행한다. LL은 두개골의 한쪽에서 반대쪽 어깨로 가기 위해 등의 중심라인을 교차하고, 그 다음 몸통의 앞쪽을 교차한 후 동측의 고관절, 슬관절 및 족궁 쪽으로 향한다. 그리고 다시 등을 따라 위로 올라간 후 머리까지 간다(**그림 8.12**).

SL은 신체의 회전을 만들고 중개한다. SL은 다양한 기능을 위해 다른 기본 라인과 상호작용한다. 자세를 취할 때, SL은 모든 운동면에서 균형과 척추 길이를 유지하는데 도움을 주는 이중 나선 형태로 몸통을 감싼다. SL은 무릎과 골반의 위치를 트래킹하면서 족궁들을 연결한다. SL은 종종 척추나 골반 중심의 깊은 회전을 보상하기도 한다.

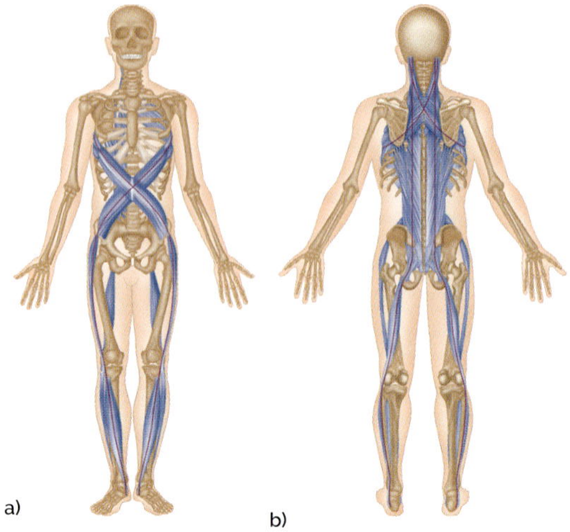

그림 8.12 나선 라인(SL): (a) 전면; (b) 후면.

상지 라인 (Arm Lines)

- 표층 전방 상지 라인
- 표층 후방 상지 라인
- 심층 전방 상지 라인
- 심층 후방 상지 라인

4개의 상지 라인은 몸통의 앞쪽과 뒤쪽에서 손가락끝으로 주행한다. 이들 상지 라인은 어깨의 구성에서 평면 관계로 명명되며, 다리의 4개 라인과 평행한 편이다. 이들 라인은 다른 라인, 특히 측방 라인, 기능 라인, 나선 라인 및 표층 전방 라인과도 연결된다(**그림 8.13**).

움직임에서의 상지 라인은 우리 앞에 있는 작업(환경을 조사하고, 조정하고, 반응하는)을 위해 적절한 자세로 손을 배치한다. 상지 라인은 팔과 어깨에 있는 10개 이상의 관절을 지나가는 라인이고, 물건을 우리 쪽으로 가져오거나,

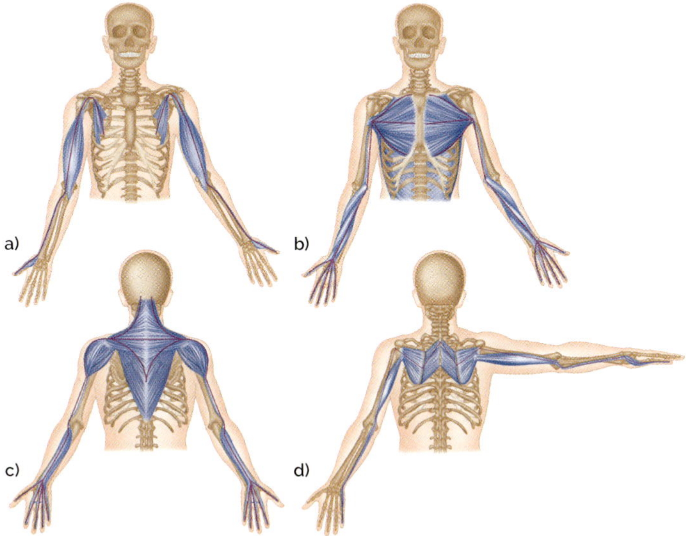

그림 8.13 4개의 상지 라인: (a) 표층 전방 상지 라인; (b) 심층 전방 상지 라인; (c) 표층 후방 상지 라인; (d) 심층 후방 상지 라인.

물건을 밀거나, 또는 우리의 신체를 밀거나, 당기거나 고정하는 작용을 하고, 또 우리의 수정을 위해 신체 일부를 유지하는 작용을 한다. 상지 라인은 구조적 기둥의 일부가 아니기 때문에 자세에는 간접 영향을 준다. 그러나 어깨와 팔의 무게를 고려하면, 정지 상태나 움직일 때 발생하는 어깨의 변위가 다른 라인에도 영향을 줄 것이고, 특히 호흡 패턴에 영향을 줄 것이다. 역으로, 몸통의 구조적 변위도 특정 과제를 수행하는 팔의 효율성에 영향을 주거나 손상을 초래할 수 있다.

몸통에서 손의 네 모서리로 이어지는 근막경선의 경로를 넘어서, 이들 라인을 연결하는 많은 "교차" 근육이 존재하고, 이들 라인은 다리에 비견되는 팔의 가동성을 위해 부가적인 지지와 안정성을 제공한다.

기능 라인(Functional Lines)

- 전방 기능 라인
- 후방 기능 라인
- 동측 기능 라인

전방 기능 라인과 후방 기능 라인은 신체의 앞쪽면과 뒤쪽면을 가로질러 반대쪽 견갑대를 연결하고, 상완골에서 반대쪽 대퇴골로 주행하고, 또 반대 방향으로도 주행한다(**그림 8.14**). 동측 기능 라인은 상완골을 동측의 무릎 안쪽면으로 이어진다.

기능 라인은 걷기에서부터 대부분의 격렬한 스포츠에 이르기까지 수 많은 움직임에 관여한다. 이들 라인은 카약 패들처럼, 야구공 던지기, 또는 크리켓 피칭을 할 때처럼(풋볼의 킥의 사례에서는 반대로 작용하는), 팔의 지렛대를 반대쪽 다리로 이어주는 작용을 한다. 나선 라인처럼, 기능 라인도 나선형 모양을 띠기 때문에, 강한 회전 운동을 일으키는데 도움을 준다. 이들 라인은 자세 기능에는 크게 작용하지 않고 최소로 작용한다.

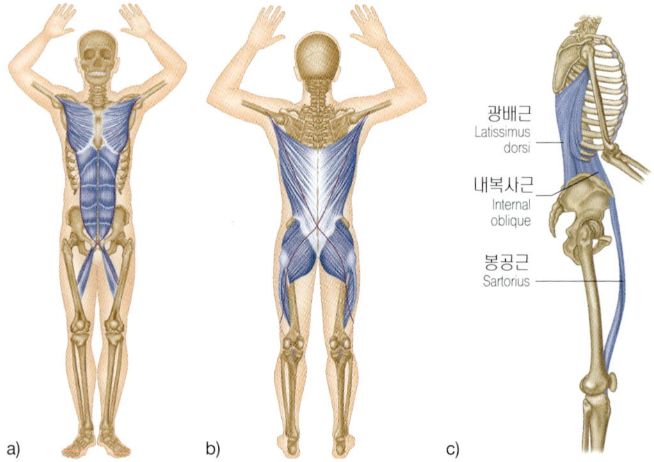

그림 8.14 기능 라인: (a) 전방 기능 라인; (b) 후방 기능 라인; (c) 동측 기능 라인.

심층 전방 라인 (Deep Front Line)

심층 전방 라인(DFL)은 족궁의 안쪽에서 시작해 다리의 안쪽(바지의 안쪽 봉제선)를 따라 골반 안으로 들어가고, 그 다음 척추의 앞쪽을 따라 두개골저와 턱으로 주행하는 복잡한 중심 라인을 형성한다. 이런 중심 라인은 시상면 상에 있는 전방 라인과 후방 라인 사이에 위치하고, 또 관상면에 있는 양쪽 측방 라인 사이에 위치하고, 또 나선 라인과 기능 라인에 의해 원주 방향으로 감싸져 있다. DFL은 해부학적으로 불명확한 지지 근육을 많이 포함하고 있고, 또 자신의 내적 위치 때문에 모든 라인 중에서 가장 큰 근막 밀도를 가졌다(**그림 8.15**).

구조적으로 볼 때, DFL은 족궁, 고관절, 요추 및 목 등의 균형과 밀접한 관련성이 있다. 기능적으로, DFL은 호흡의 간조와 흐름(격막에 의해 지시됨)에서 보행의 리듬(허리근에 의해 조성되는)까지 연결되어 있다. 몸통의 DFL은 자율신경절과 밀접하게 연결되어 있기 때문에, 우리의 신경-운동 연결과 복부 장기 세포지지 사이의 교감/부교감의 균형에 독특하게 관련되어 있다.

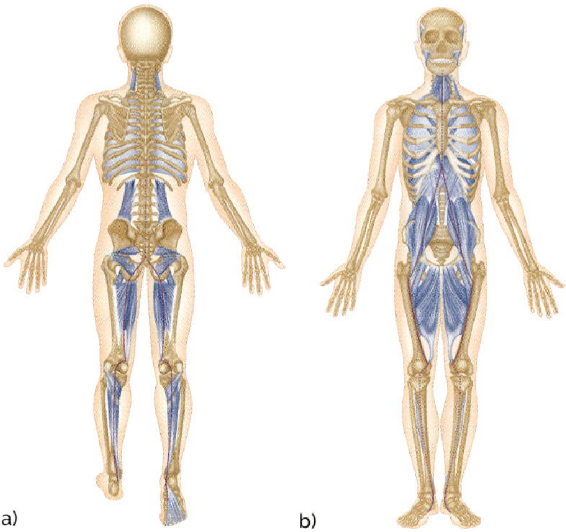

a) b)

그림 8.15 심층 전방 라인(DFL): (a) 전면; (b) 후면.

자세, 움직임, 태도에 대한 DFL의 중요성은 아무리 강조해도 지나치지 않다. DFL의 이해는 도수치료나 운동치료를 성공적으로 적용하는데 필수적이다. DFL의 많은 움직임 기능이 표층 라인과 중복되어 있기 때문에, 초기에는 DFL의 기능 장애가 있다하더라도 잘 드러나지 않아서 나중에 큰 문제로 야기될 수 있다. DFL의 적절한 기능 회복은 구조적 치료와 움직임 치료를 위한 최상의 예방적 조치이다.

결론적으로, 아나토미 트레인은 또 다른 맵(지도)이며, 근막 시스템을 보는 대안적 방법임을 기억하자. 모든 질문에 대한 답은 아니지만, 손상 후나 습관적인 사용 패턴으로 인해 발생하는 분포/보상을 이해할 수 있는 전신 자세 치료와 기능적 연계에 대한 근거를 제공한다. 우리는 AnatomyTrains.com에서 이들 개념과 프로토콜에 대한 우리의 탐구에 여러분의 참여를 환영한다.

참고문헌 References

Levin, S.M. 2002. The tensegrity–truss as a model for spine mechanics. *Journal of Mechanics in Medicine and Biology* 2(3&4), 375–388.

Myers, T.W. 2020. *Anatomy Trains: Myofascial Meridians for Manual and Movement Therapists*, 4e, Edinburgh: Elsevier.

부록 1

피절과 감각신경 공급

Dermatomes and Sensory Nerve Supply

피부의 감각은 구심성 신경을 통해 척수로 전달되고, 그 다음 뇌로 전달된다. 구심성 신경은 체성 말초신경계를 구성하는 혼합 신경의 일부인 감각신경이다.

모든 체성 신경은 1개 이상의 척수분절에서 발생하며, 특정 피부 부위를 공급한다. 단일 척수분절에 의해 지배를 받는 영역은 *피절*(dermatome)로 불리지만, 단일 피절을 지배하는 신경들은 1개 이상의 개별 신경으로 운반될 수 있다.

이것의 좋은 예는 상지에 있는 C5 피절이다. 이 피절은 상완의 상외측피부신경(액와신경)과 상완의 하외측피부신경(요골신경)에 의해 운반되는 C5 섬유에 의해 공급된다.

다음 페이지에 제시된 피절과 개별신경 분포의 그림은 Robert Whitaker (MA MD MChir FRCS FMAA, Anatomist, University of Cambridge)의 지도와 도움을 받아 출판사가 편집한 것이다.

상지의 피부신경 Cutaneous Nerves of the Arm

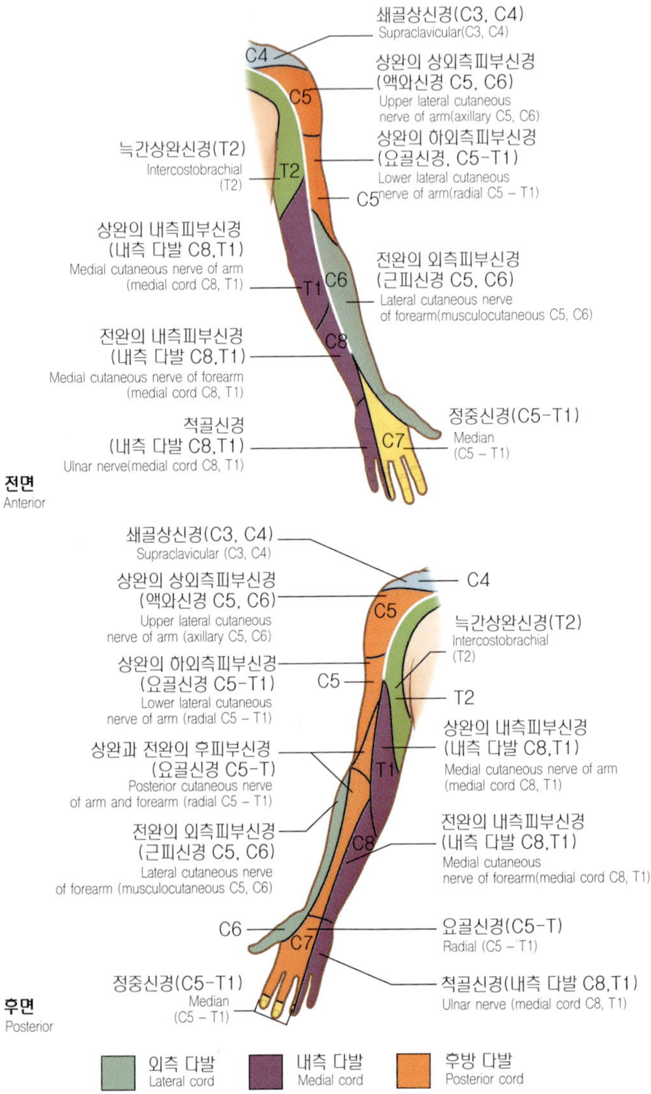

하지의 피부신경 Cutaneous Nerves of the Leg

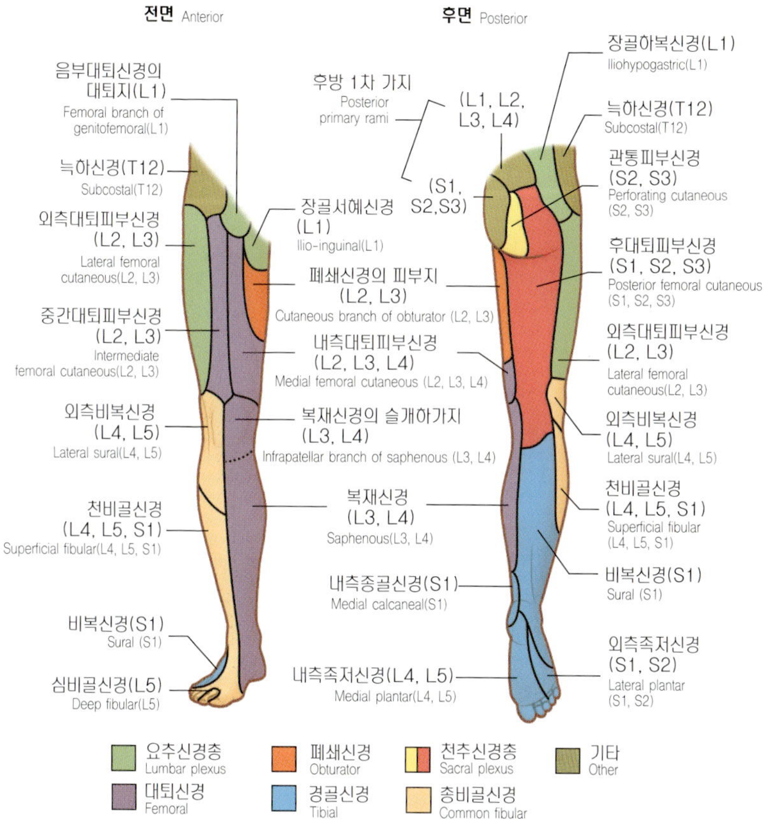

전방 피절과 후방 피절 Anterior and Posterior Dermatomes

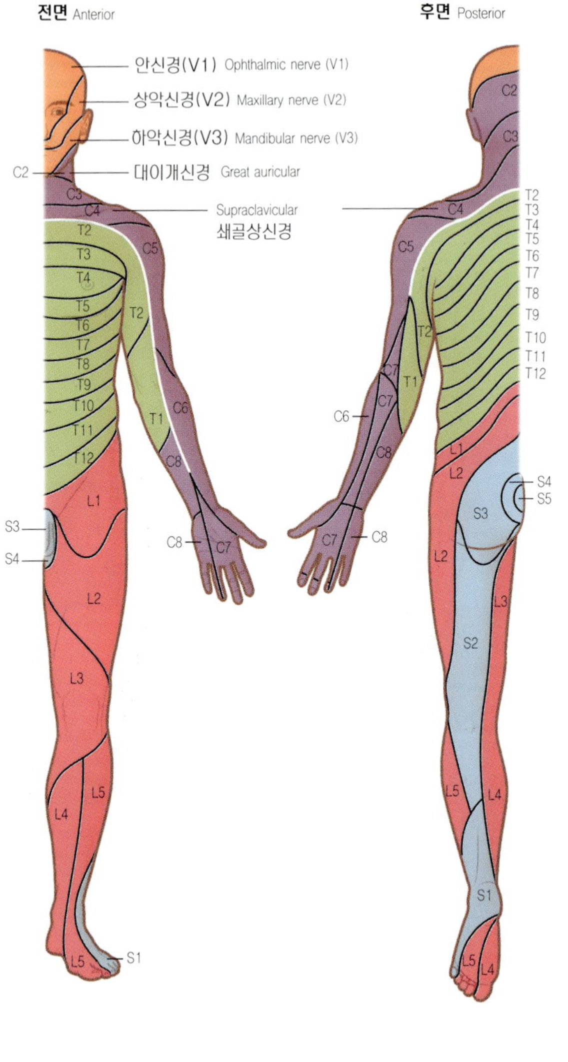

부록 2

운동과 관련된 근육

Muscles Involved in Movement

하악골의 근육 Muscles of the Mandible

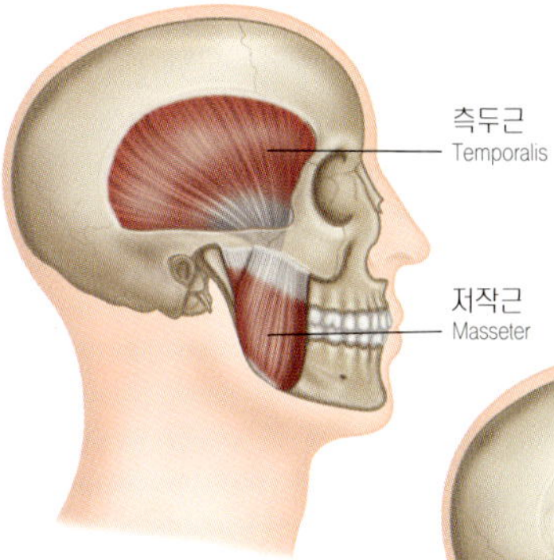

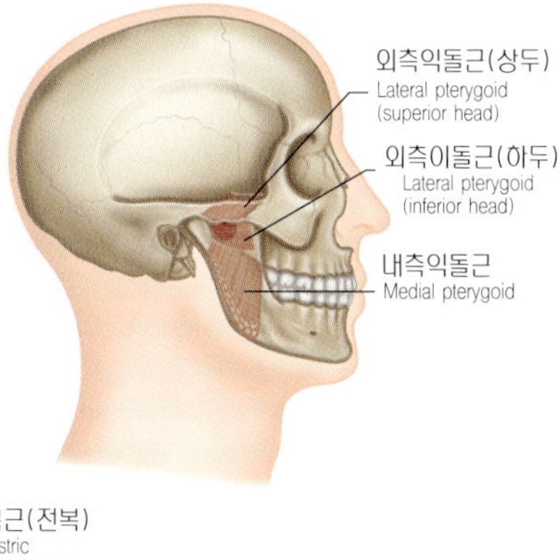

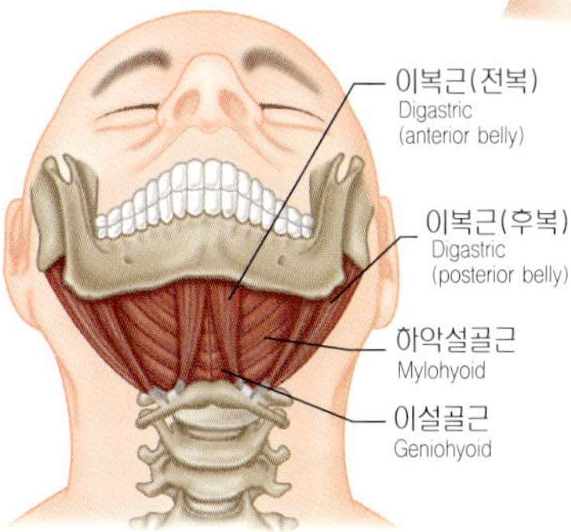

근육	기시점	착지점	신경	작용
저작근 Masseter	관골의 관골궁과 상악돌기	하악골 가지의 외측면	삼차신경(V)	하악골의 거상
측두근 Temporalis	측두와, 측두근막	하악골 근돌기, 하악골 가지의 전방 모서리	삼차신경(V)	하악골의 거상과 후인
외측익돌근 Lateral Pterygoid	*상두:* 측두하와의 지붕 *하두:* 익돌기의 외측판의 외측면	*상두:* 측두하악관절의 관절낭과 관절원반 *하두:* 하악골경	삼차신경(V)	하악골의 전인과 좌우 운동
내측익돌근 Medial Pterygoid	*심층 두:* 외측판(익돌기)의 내측면, 두개골의 추체돌기 *표층 두:* 구개골의 추체돌기와 하악골의 결절	하악골 가지와 각의 내측면	삼차신경(V)	하악골의 거상과 좌우 운동
하악설골근 Mylohyoid	하악골의 안쪽면에 있는 하악설골선	정중섬유 솔기와 설골의 이웃 부위	삼차신경(V)	설골이 고정되면, 하악골을 하강시킴. 하악골이 고정되면, 설골을 거상하고 전방으로 당김. 구강 바닥을 지지하고 거상시킴.
이설골근 Geniohyoid	하악골의 안쪽면에 있는 하이극(Inferior mental spine)	설골	하악신경(V_3)의 하치조지에서 나온, 하악설골신경	설골을 전인하고 거상함. 설골이 고정되면, 하악골을 하강함.

근육	기시점	착지점	신경	작용
이복근 Digastric	*전방 근복:* 하악골 하단 경계면의 안쪽면에 있는 이복근와 *후방 근복:* 측두골 유두돌기의 내측면에 있는 유두돌기절흔	중간 힘줄 위에 있는 근막 슬링을 통해 설골체에 부착함.	*전방 근복:* 하악신경(V_3)에서 나온, 하악설골신경 *후방 근복:* 안면신경(Ⅶ)	*전방 근복:* 설골을 거상함. 하악골을 하강시켜 입을 연다. *후방 근복:* 설골을 상방과 후방으로 당김

하악골의 움직임 Movements of the Mandible

거상	하강	전인	후인	저작
측두근 (전방 섬유) 저작근 내측익돌근	외측익돌근 이복근 하악설골근 이설골근	외측익돌근 내측익돌근 저작근 (상부 근막)	측두근 (수평 섬유) 이복근	외측익돌근 내측익돌근 저작근 측두근

목의 근육 Muscles of the Neck

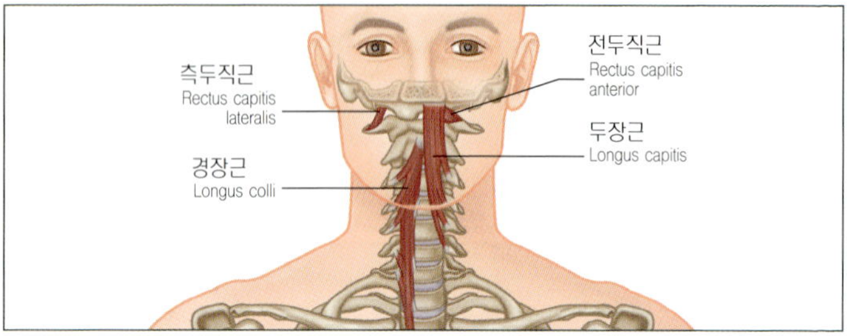

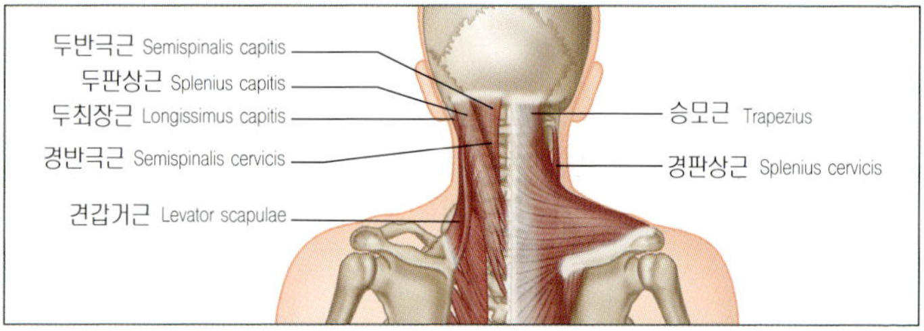

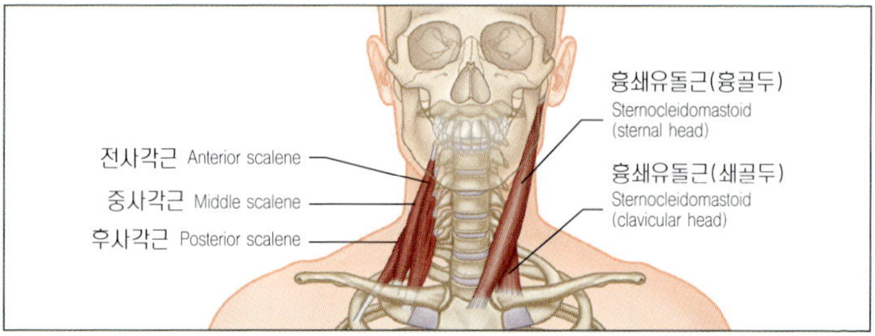

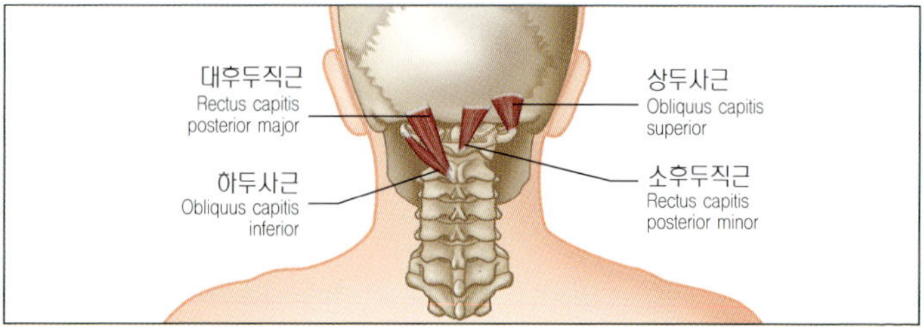

근육	기시점	착지점	신경	작용
경장근 Longus Colli	*상사부:* C3-C5의 횡돌기 *하사부:* T1-T2(또는 T3)의 추체 전면 *수직부:* T1-T3와 C5-CT의 추체 전면	*상사부:* 환추 전궁 *하사부:* C5-C6의 횡돌기 *수직부:* C2-C4의 횡돌기	C2-C6의 전지	목의 전방 굴곡과 측방굴곡. 약간의 반대쪽 회전
두장근 Longus Capitis	C3-C6의 횡돌기	후두골 기저부의 하면	C1-C3(C4)의 전지	머리 굴곡
전두직근 Rectus Capitis Anterior	환추 외측괴의 전면과 횡돌기	후두골 기저부의 하면	C1-C2 전지의 가지신경	환추후두관절에서의 머리 굴곡
측두직근 Rectus Capitis Lateralis	환추의 횡돌기	후두골의 경정맥공돌기	C1-C2 전지의 가지신경	동측 측방굴곡. 환추후두관절의 안정화
사각근 Scalenes	*전사각근:* C3-C6 횡돌기의 전방결절 *중사각근:* C2-C7의 횡돌기 *후사각근:* C4-C6 횡돌기의 후방결절	*전사각근:* 1번 늑골의 상면과 사각근결절 *중사각근:* 1번 늑골의 상면(쇄골하동맥 고랑의 뒤쪽) *후사각근:* 2번 늑골의 상면	*전사각근:* C4-C7의 전지 *중사각근:* C3-C7의 전지 *후사각근:* C5-C7의 전지	*양측 작용:* 굴곡; 흡기시 1번 늑골이나 2번 늑골의 거상 *편측 작용:* 목의 측방굴곡과 회전

근육	기시점	착지점	신경	작용
흉쇄유돌근 Sternocleidomastoid	*흉골두:* 흉골병의 전면 상부 *쇄골두:* 쇄골 내측 ⅓의 상면	*흉골두:* 후두골 상항선의 외측 ½ *쇄골두:* 측두골 유두돌기의 외측면	뇌신경 11번과 C2–C4 전지에서 나온 가지신경	*양측 작용:* 머리의 전인; 심흡기 시 흉골과 전방 늑골의 거상 *편측 작용:* 머리의 동측 측방굴곡과 반대쪽 회전
척주기립근 (최장근) Erector Spinae (longissimus portion)	*경최장근:* T1–T5의 횡돌기 *두최장근:* T1–T5의 횡돌기와 C4–C7의 관절돌기	*경최장근:* C2–C6의 횡돌기 *두최장근:* 측두골 유두돌기의 후연	C1–S1의 후지	척주의 신전과 측방굴곡. 강한 흡기시 전방 늑골의 거상. 머리의 신전과 회전
극근 Spinalis Portion	*경극근:* 항인대와 C7 극돌기 *두극근:* 대개 반극근과 융합	*경극근:* C2 극돌기 *두극근:* 반극근과 융합	C2–L3의 후지	척주의 신전. 선 자세와 앉은 자세 동안 올바른 척주 만곡 유지에 도움을 줌. 머리 신전.

근육	기시점	착지점	신경	작용
판상근 Splenius Capitis and Splenius Cervicis	*두판상근:* C7–T4의 극돌기와 항인대의 하부 *경판상근:* T3–T6의 극돌기	*두판상근:* 측두골 유두돌기의 후연. 상항선의 외측면. 흉쇄유돌근 부착점의 깊은 곳 *경판상근:* C1–C3 횡돌기의 후방결절	*두판상근:* 중간 경수신경의 후지 *경판상근:* 하부 경수신경의 후지	*양측 작용:* 목과 머리의 신전 *편측 작용:* 목의 측방굴곡; 머리의 동측 회전
반극근 Semispinalis	*경반극근:* T1–T6의 횡돌기 *두반극근:* C4–T7의 횡돌기	*경반극근:* C2–C5의 극돌기 *두반극근:* 후두골의 상항선과 하항선 사이	흉수신경과 경수신경의 후지	흉추와 경추의 신전. 흉추와 경추의 회전 보조. 두반극근은 머리를 신전하고 회전을 돕는다.
대후두직근 Rectus Capitis Posterior Major	축추의 극돌기	하항선 아래의 후두골 외측 부분	후두하신경(C1의 후지)	머리의 신전과 동측 회전
소후두직근 Rectus Capitis Posterior Minor	환추의 후방결절	하항선 아래의 후두골 내측 부분	후두하신경(C1의 후지)	머리 신전

근육	기시점	착지점	신경	작용
하두사근 Obliquus Capitis Inferior	축추의 극돌기	환추의 횡돌기	후두하신경 (C1의 후지)	축추에 대한 환추의 회전 (머리의 동측 회전)
상두사근 Obliquus Capitis Superior	환추의 횡돌기	상항선과 하항선 사이의 후두골	후두하신경 (C1의 후지)	머리의 신전과 동측 측방굴곡

목의 움직임 Movements of the Neck

환추-후두관절과 환축관절 (Atlanto-Occipital and Atlanto-Axial Joints)

굴곡	신전	회전과 측방굴곡
두장근, 전두직근, 흉쇄유돌근(전방섬유)	두반극근, 두판상근, 대후두직근, 소후두직근, 상두사근, 두최장근, 승모근, 흉쇄유돌근(후방섬유)	흉쇄유돌근, 하두사근, 상두사근, 측두직근, 두최장근, 두극근

추간관절(경추 부위) (Intervertebral Joints (Cervical Region))

굴곡	신전	회전과 측방굴곡
경장근, 두장근, 흉쇄유돌근	경최장근, 두최장근, 두판상근, 경판상근, 경반극근, 두반극근, 승모근, 극간근, 경장늑근	경최장근, 두최장근, 두판상근, 경판상근, 다열근, 경장근, 전사각근, 중사각근, 후사각근, 흉쇄유돌근, 견갑거근, 경장늑근, 횡간근

몸통의 근육 Muscles of the Trunk

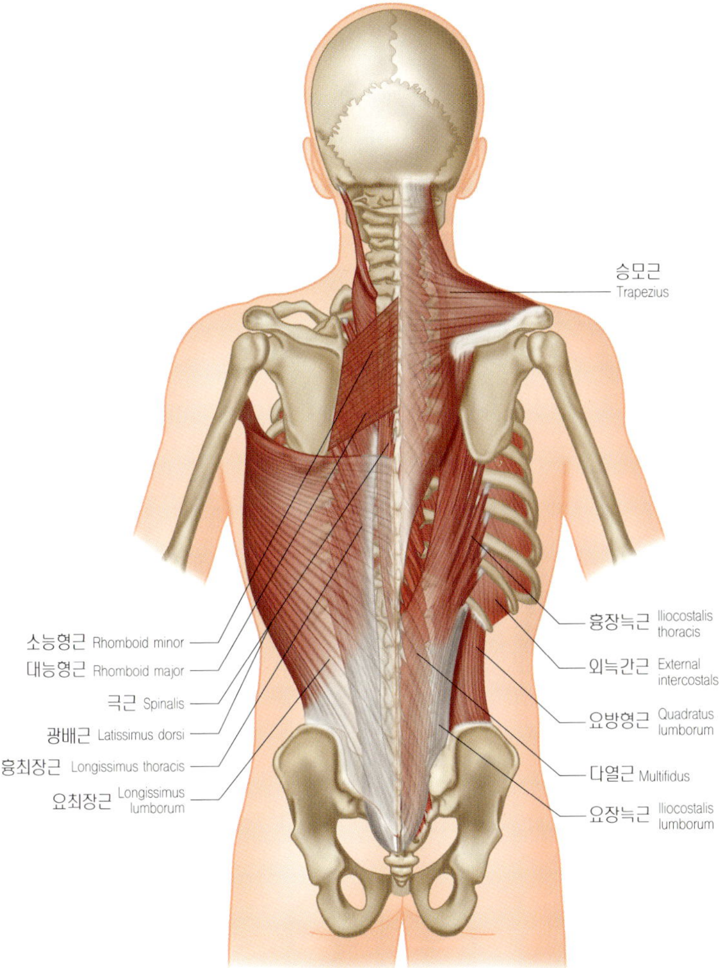

근육	기시점	착지점	신경	작용
승모근 Trapezius	후두골 상항선의 내측 ⅓. 외후두융기. 항인대. C7–T12의 극돌기와 극상인대	견갑극 능선의 상연. 견봉의 내측연. 쇄골 외측 ⅓의 후연	*운동신경:* 뇌신경 11번 *감각신경 (고유수용성):* C3–C4의 전지	강력한 견갑골 거상근; 상완골을 수평보다 더 높게 외전할 때 견갑골을 회전시킨다. 중간섬유는 견갑골을 후인한다. 하부섬유는 견갑골을 하강한다.
척주기립근 (장늑근) Erector Spinae (iliocostalis portion)	*요장늑근:* 천골, L1–L5와 T11–T12의 극돌기와 그들의 극상인대, 장골릉 *흉장늑근:* 하위 6개 늑골의 각	*요장늑근:* 하위 6개 또는 7개 늑골의 각 *흉장늑근:* 상위 6개 늑골의 각과 C7 횡돌기	척수신경의 후지	척주의 신전과 측방굴곡. 강한 흡기시 늑골 거상
다열근 Multifidus	천골, 척주기립근의 기시점, 모든 요추의 유두돌기. 모든 흉추의 횡돌기. 하위 4개 경추의 관절돌기	L5–C2의 극돌기 기저부	척수신경의 후지	척주의 신전, 측방굴곡 및 회전
회전근 Rotatores	각 추골의 횡돌기	1개 위쪽 추골의 극돌기 기저부	척수신경의 후지	척주 회전, 척주 신전 보조

근육	기시점	착지점	신경	작용
복사근 Obliques	*외복사근:* 하위 6개 늑골의 외측면에서 나온 근육 갈래 *내복사근:* 장골릉. 서혜인대의 외측 ⅔. 흉요근막.	*외복사근:* 장골릉의 외측순. 백선의 건막 *내복사근:* 하위 3개 또는 4개 늑골의 하연. 복부 근막을 통한 백선. 치골능과 치골선	*외복사근:* T5–L2의 전지 *내복사근:* T7–L1의 전지	*양측 작용:* 복부 압박(중력에 대항한 복부장기의 지지에 도움을 준다). 편측 작용은 몸통을 동측 측방굴곡과 반대쪽 회전을 시킨다. *내복사근:* 편측 작용은 측방굴곡과 동측 회전을 일으킨다.
복횡근 Transversus Abdominis	장골릉의 전방 ⅔. 서혜인대의 외측 ⅓. 흉요근막. 하위 6개 늑골의 늑연골 부위.	백선의 건막. 치골능과 치골선	T7–L1의 전지	복부 압박
복직근 Rectus Abdominis	치골능. 치골결절. 치골결합.	검상돌기의 전면. 5번–7번의 늑연골 부위	T5–T12의 전지	요추 굴곡과 늑곽 하강. 보행시 골반 고정
요방형근 Quadratus Lumborum	L5의 횡돌기. 장골릉의 후부. 장요인대.	12번 늑골의 내측 하연. L1–L4의 횡돌기	T12–L4의 전지	척주의 측방굴곡. 심호흡시 12번 늑골의 고정. 요추의 신전 보조와 측방 안정성 제공.

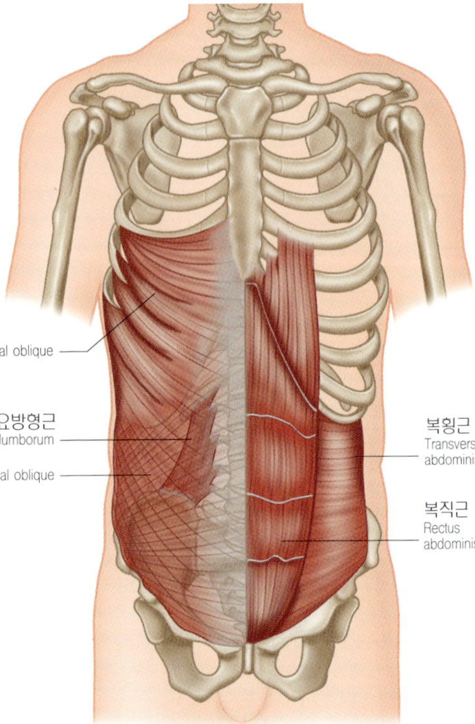

추간관절의 움직임(흉추 영역)

Movements of the Intervertebral Joints (Thoracic Region)

굴곡	신전	회전과 측방굴곡
전복벽 근육	척주기립근, 요방형근, 승모근	요장늑근, 흉장늑근, 다열근, 회전근, 횡간근, 요방형근, 대요근, 전복벽 근육

어깨의 근육 Muscles of the Shoulder

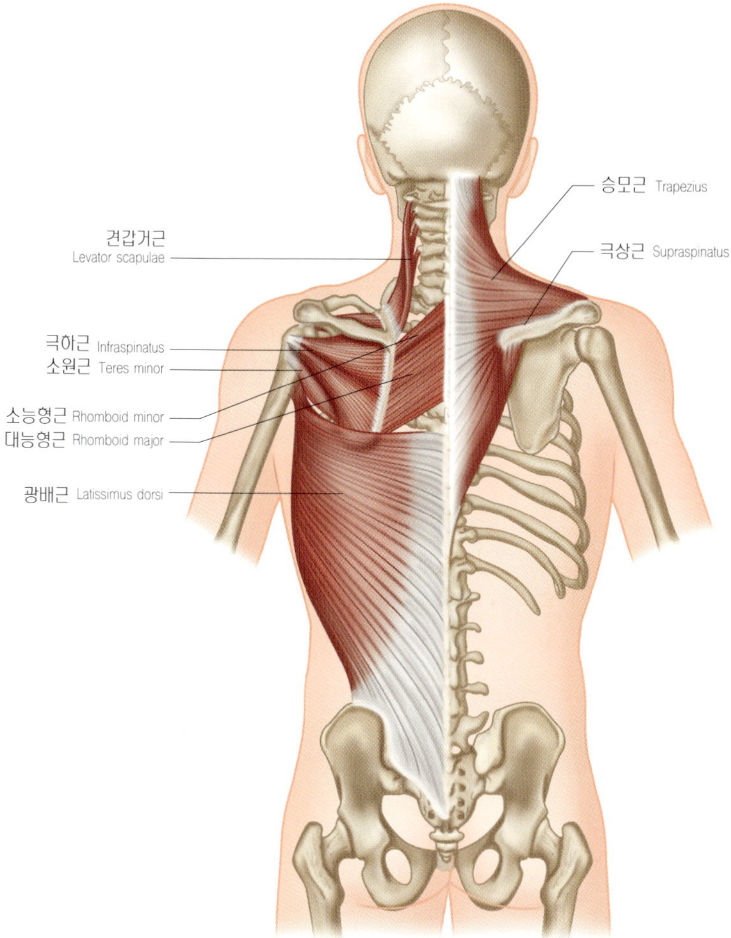

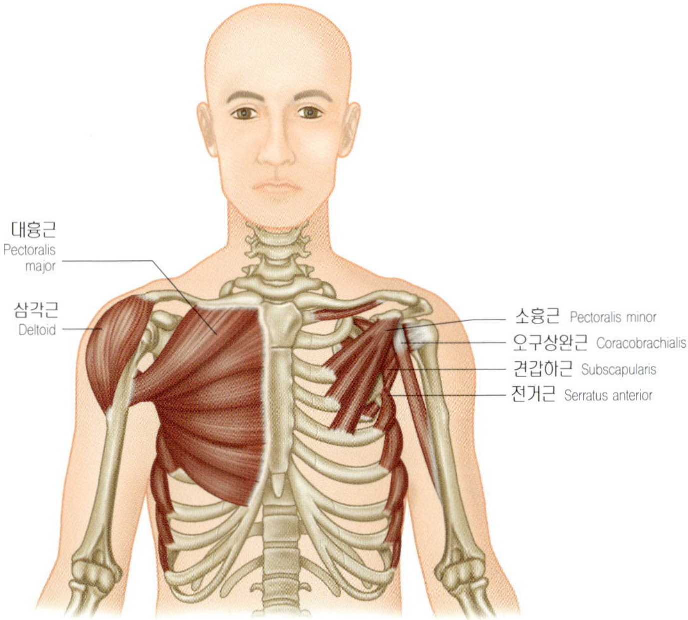

근육	기시점	착지점	신경	작용
견갑거근 Levator Scapulae	C1-C2의 횡돌기와 C3-C4 횡돌기의 후방결절	견갑골 내측 가장자리의 후면(견갑골 상각에서 견갑극의 뿌리까지)	C3-C4의 전지와 견갑배신경(C5)	견갑골 거상. 견갑골 후인 보조. 목의 측방굴곡 보조

근육	기시점	착지점	신경	작용
능형근 Rhomboids	*소능형근:* C7–T1의 극돌기, 항인대의 하부 *대능형근:* T2–T5 극돌기와 극상인대	*소능형근:* 견갑골 내측연의 후면(견갑극의 뿌리지점) *대능형근:* 견갑골 내측연의 후면(견갑극의 뿌리지점에서 하각까지)	견갑배신경 C4–C5	견갑골의 거상과 후인
전거근 Serratus Anterior	상위 8개 또는 9개 늑골의 외측면, 해당 늑간 공간을 덮는 심부 근막	견갑골 내측연의 전면	장흉신경 C5–C7	팔의 외전과 굴곡을 위한 견갑골 회전, 견갑골 전인
소흉근 Pectoralis Minor	3번–5번 늑골의 외측면, 해당 늑간 공간을 덮는 근막	견갑골의 오구돌기	내흉신경 C5–T1	견갑골의 전방 경사와 전인, 강제 흡기시 늑골 거상.
대흉근 Pectoralis Major	*쇄골두:* 쇄골 내측 절반의 전면 *흉늑두:* 흉골의 전면, 상위 7개 늑골의 늑연골 부위, 6번 늑골의 흉골 끝단, 외복사근의 건막.	상완골 결절간구의 외측순	외흉신경과 내흉신경 *쇄골두:* C5–C6 *흉늑두:* C6–T1	견관절의 굴곡, 내전 및 내회전 *쇄골두:* 신전된 상완골의 굴곡 *흉늑두:* 굴곡된 상완골의 신전

근육	기시점	착지점	신경	작용
광배근 Latissimus Dorsi	하위 6개 흉추의 극돌기와 해당 극간인대; 흉요근막을 통한 요추 극돌기와 해당 극간인대, 그리고 장골릉, 하위 3개 또는 4개 늑골	상완골 결절간구의 기저부(견관절 바로 아래쪽) 안으로 꼬여서 부착함.	흉배신경 C6–C8	견관절의 내전, 내회전, 신전. 강제 흡기시 하위 늑골을 거상함으로써 호흡을 돕는다.
삼각근 Deltoid	*전방섬유:* 쇄골 외측 ⅓의 전면 *중간섬유:* 견봉의 외측연 *후방섬유:* 견갑극 능선의 아래쪽 가장자리	삼각근조면	액와신경 C5–C6	팔의 주요 외전근; 전방섬유는 팔의 굴곡을 돕고, 후방섬유는 팔의 신전을 돕는다.
극상근 Supraspinatus	견갑골 극상와의 내측 ⅔. 극상근을 덮고 있는 심부 근막.	상완골 대결절의 최상부 관절면	견갑상신경 C5–C6	견관절의 초기 15°외전을 일으킨다.
극하근 Infraspinatus	견갑골 극하와의 내측 ⅔. 극하근을 덮고 있는 심부 근막.	상완골 대결절의 후면에 있는 중간관절면	견갑상신경 C5–C6	견관절의 외회전
소원근 Teres Minor	견갑골 후면 (견갑골 외측연의 인접 부위)에 있는 가는 뼈의 상위 ⅔	상완골 대결절에 있는 하부 관절면	액와신경 C5–C6	견관절의 외회전

근육	기시점	착지점	신경	작용
견갑하근 Subscapularis	견갑하와의 내측 ⅔	상완골의 소결절	상견갑하신경과 하견갑하신경 (C5–C7)	견관절 내회전
대원근 Teres Major	견갑골 하각 후면의 내측 ⅓에 있는 원형 영역	상완골 전면에 있는 결절간구의 내측순	하견갑하신경 (C5–C7)	견관절의 내회전과 신전
오구상완근 Coracobrachialis	오구돌기의 끝	상완골 중간 부위의 내측면	근피신경 (C5–C7)	견관절 굴곡

견갑대의 근육 Movements of the Shoulder Girdle

거상	하강	전인
승모근(상부), 견갑거근, 소능형근, 대능형근, 흉쇄유돌근	승모근(하부), 소흉근, 대흉근(흉늑 부분), 광배근	전거근, 소흉근, 대흉근
후인	**견갑골 하각의 외측 변위**	**견갑골 하각의 내측 변위**
승모근(중부), 소능형근, 대능형근, 광배근	전거근, 승모근(상부와 하부)	소흉근, 소능형근, 대능형근, 광배근

견관절 근육 Movements of the Shoulder Joint

굴곡	신전	외전	내전
전삼각근, 대흉근 (쇄골 부분; 흉늑 부분은 신전된 상완골을 굴곡한다), 상완이두근, 오구상완근.	후삼각근, 대원근(굴곡된 상완골), 광배근(굴곡된 상완골), 대흉근(굴곡된 흉늑 부분), 상완삼두근 장두(안정 자세까지 신전).	중삼각근, 극상근, 상완이두근(장두)	대흉근, 대원근, 광배근, 상완삼두근(장두), 오구상완근
외회전	**내회전**	**수평굴곡**	**수평신전**
후삼각근, 극하근, 소원근	대흉근, 대원근, 광배근, 전삼각근, 견갑하근	전삼각근, 대흉근, 견갑하근	후삼각근, 극하근

주관절과 요척관절의 근육

Muscles of the Elbow and Radioulnar Joint

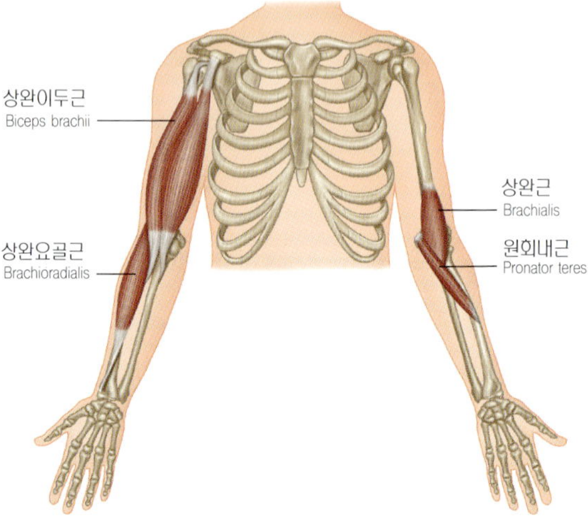

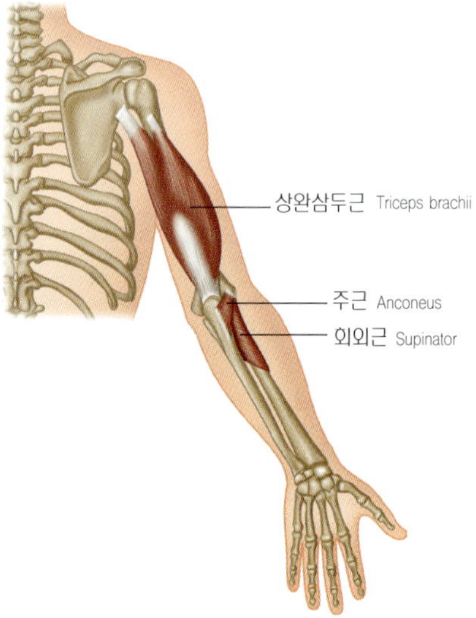

근육	기시점	착지점	신경	작용
대원근 Teres Major	견갑골 하각의 후면 하부 ⅓에 있는 원형 영역	상완골의 전면에 있는 결절간구의 내측순	하견갑하신경 C5–C7	견관절의 내회전과 신전
상완이두근 Biceps Brachii	*장두:* 견갑골의 관절와상결절 *단두:* 오구돌기의 끝	요골조면	근피신경 C5–C6	주관절의 강력한 굴곡. 전완의 회외
상완근 Brachialis	상완골의 전면(내측면과 외측면)과 인접한 근육내 중격	척골조면	근피신경 C5–C6	주관절의 굴곡
상완삼두근 Triceps Brachii	*장두:* 견갑골의 관절와하결절 *내측두와 외측두:* 상완골의 후면	척골 주두의 후부	요골신경 C6–C8	주관절의 신전
원회내근 Pronator Teres	*상완골두:* 내측상과와 상과상능선 *척골두:* 관상돌기의 내측연	요골 중간의 외측면	정중신경 C6–C7	전완의 회내
상완요골근 Brachioradialis	외측 상과상능선의 근위부와 인접한 근육내 중격	원위 요골단의 하부 면	요골신경 C5–C6	전완이 중립위에 있을 때 주관절의 굴곡을 돕는다.

근육	기시점	착지점	신경	작용
주근 Anconeus	외측상과	척골의 주두와 근위 후면	요골신경 C6–C8	회내 상태의 척골을 외전시킴. 주관절 신전을 돕는다.
회외근 Supinator	*천층 부:* 외측상과, 요측 측부인대와 윤상인대 *심층 부:* 척골의 회외근 능선	전사선의 위쪽에 있는 요골의 외측면	후골간신경 C5–C7	회외

주관절의 움직임 Movements of the Elbow Joint

굴곡	신전
상완근, 상완이두근, 상완요골근, 장요측수근신근, 원회내근, 요측수근굴근	상완삼두근, 주근

요척관절의 움직임 Movements of the Radioulnar Joints

회외	회내
회외근, 상완이두근, 장무지신근	방형회내근, 원회내근, 요측수근굴근

요수근관절과 중간수근관절의 근육

Muscles of the Radiocarpal and Midcarpal Joints

근육	기시점	착지점	신경	작용
척측수근굴근 Flexor Carpi Ulnaris	*상완골두:* 상완골의 내측상과 *척골두:* 척골의 후연과 주두	두상골, 유구골 혹, 5번 중수골저	척골신경 C7-T1	손목의 굴곡과 내전
장장근 Palmaris Longus	상완골의 내측상과	손의 수장막	정중신경 C6-C8	손목의 굴곡, 수장막의 긴장 초래
요측수근굴근 Flexor Carpi Radialis	상완골의 내측상과	2번과 3번 중수골저	정중신경 C6-C7	손목의 굴곡과 외전
천지굴근 Flexor Digitorum Superficialis	*상완골-척골두:* 상완골의 내측상과, 관상돌기의 인접 부위 *요골두:* 요골의 사선	4개 손가락의 중간 수지골의 양쪽 측면에 부착하는 4개의 건	정중신경 C8-T1	시지, 중지, 약지 및 소지의 근위지절간관절의 굴곡
심지굴근 Flexor Digitorum Profundus	척골의 내측면과 전면, 골간막의 내측 절반.	시지, 중지, 약지 및 소지의 원위수지골 장측면에 부착된 4개의 건	*내측 절반:* 척골신경 C7-T1 *외측 절반:* 정중신경의 전골간막신경 C6-C8	시지, 중지, 약지 및 소지의 원위지절간관절의 굴곡
장무지굴근 Flexor Pollicis Longus	요골체의 전면, 골간막의 요측 절반.	엄지 원위수지골의 장측면	정중신경의 전골간막신경 C8-T1	엄지 지절간관절의 굴곡
방형회내근 Pronator Quadratus	척골의 원위 전면에 있는 능선	요골의 원위 전면	정중신경의 전골간막신경 C7-C8	회내

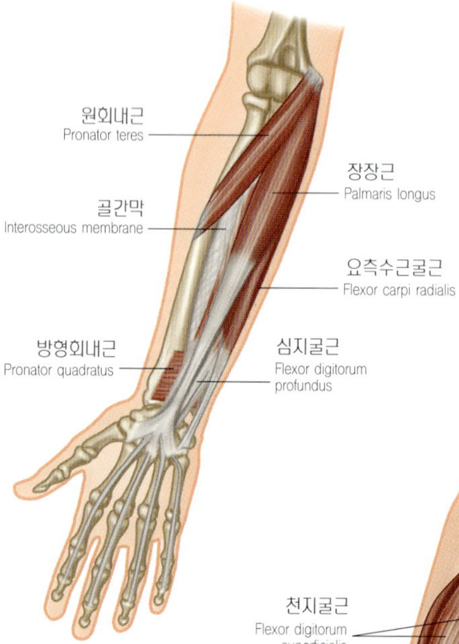
원회내근
Pronator teres
장장근
Palmaris longus
골간막
Interosseous membrane
요측수근굴근
Flexor carpi radialis
방형회내근
Pronator quadratus
심지굴근
Flexor digitorum profundus

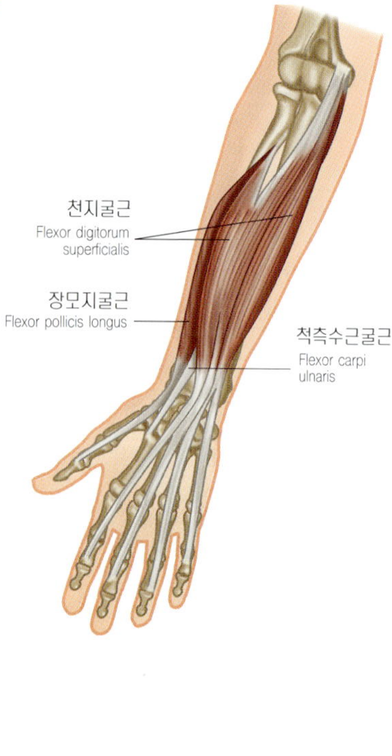
천지굴근
Flexor digitorum superficialis
장모지굴근
Flexor pollicis longus
척측수근굴근
Flexor carpi ulnaris

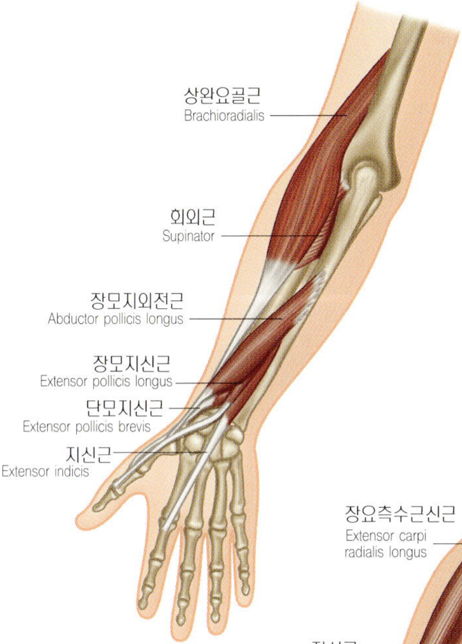
상완요골근
Brachioradialis
회외근
Supinator
장모지외전근
Abductor pollicis longus
장모지신근
Extensor pollicis longus
단모지신근
Extensor pollicis brevis
지신근
Extensor indicis

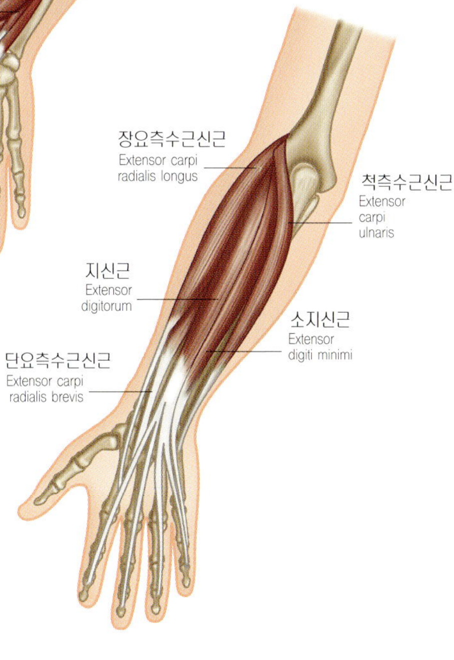
장요측수근신근
Extensor carpi radialis longus
척측수근신근
Extensor carpi ulnaris
지신근
Extensor digitorum
소지신근
Extensor digiti minimi
단요측수근신근
Extensor carpi radialis brevis

근육	기시점	착지점	신경	작용
장요측수근신근 Extensor Carpi Radialis Longus	외측 상과상능선의 원위 부분과 인접한 근육내중격	2번 중수골저의 배측면	요골신경 C6–C7	손목의 신전과 외전
단요측수근신근 Extensor Carpi Radialis Brevis	외측상과와 인접한 근육내중격	2번과 3번 중수골저의 배측면	요골신경 C7–C8	손목의 신전과 외전
지신근 Extensor Digitorum	외측상과와 인접한 근육내중격, 심층 근막	4개의 건은 신근덮개를 통해 시지, 중지, 소지 및 약지의 중간수지골저와 원위수지골저의 배측면에 도달한다.	후골간막신경 C7–C8	시지, 중지, 약지 및 소지의 신전
소지신근 Extensor Digiti Minimi	외측상과와 인접한 근육내 중격(지신근과 결합되어)	소지의 신근덮개	후골간막신경 C6–C8	소지의 신전
척측수근신근 Extensor Carpi Ulnaris	외측상과와 척골의 후연	5번 중수골저의 결절	후골간막신경 C6–C8	손목의 신전과 외전
장무지외전근 Abductor Pollicis Longus	요골과 척골의 후면, 골간막	1번 중수골저의 외측면	후골간막신경 C7–C8	엄지 수근중수관절의 외전. 엄지의 신전 보조
단무지신근 Extensor Pollicis Brevis	요골의 후면. 인접한 골간막	엄지 근위수지골저의 배측면	후골간막신경 C7–C8	엄지 중수지절관절의 신전

근육	기시점	착지점	신경	작용
장무지신근 Extensor Pollicis Longus	척골의 후면과 인접한 골간막	엄지 원위수지골저의 배측면	후골간막신경 C7–C8	엄지 지절간관절의 신전
시지신근 Extensor Indicis	척골의 후면과 인접한 골간막	검지의 신근덮개	후골간막신경 C7–C8	검지의 신전

요수근관절과 중간수근관절의 움직임

Movements of the Radiocarpal and Midcarpal Joints

굴곡	신전	외전	내전
요측수근굴근, 척측수근굴근, 장장근, 천지굴근, 심지굴근, 장무지굴근, 장무지외전근	단요측수근신근, 장요측수근신근, 척측수근신근, 지신근, 시지신근, 장무지신근, 소지신근, 단무지신근	단요측수근신근, 장요측수근신근, 장무지외전근, 장무지신근, 단무지신근	척츠수근굴근, 척추수근신근

손가락 중수지절관절의 움직임

Movements of the Metacarpophalangeal Joints of the Fingers

굴곡	신전	외전과 내전	회전
심지굴근, 천지굴근, 충양근, 골간근, 소지굴근, 소지외전근, 장장근(수장근막을 통해)	지신근, 시지신근, 소지신근	골간근, 소지외전근, 충양근(요측편위 보조), 지신근(과신전으로 외전함;검지에 부착된 건이 요측으로 편위시킴), 심지굴근, 천지굴근 (굴곡을 통해 내전함)	충양근, 골간근(검지를 제외하고, 약간의 움직임; 수지골이 굴곡되었을 때만 효과가 있음), 소지대립근(수근중수관절에서 소지를 회전시킴)

손가락 지절간관절의 움직임
Movements of the Interphalangeal Joints of the Fingers

굴곡	신전
심지굴근(양쪽 지절간관절), 천지굴근(근위지절간관절만)	지신근, 소지신근, 시지신근, 충양근, 골간근

엄지 지절간관절의 움직임
Movements of the Interphalangeal Joint of the Thumb

굴곡	신전
장무지굴근	장무지신근

손의 근육 Muscles of the Hand

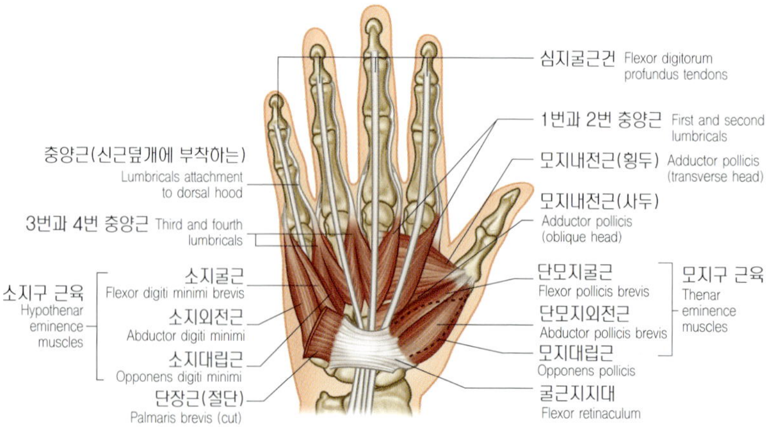

전면 Palmar view

근육	기시점	착지점	신경	작용
단장근 Palmaris Brevis	수장근막, 굴근지지대	손의 척측 피부	척골신경의 표층가지 C7–T1	잡기(파악력) 향상
단무지굴근 Flexor Pollicis Brevis	굴근지지대, 대능형골 결절	엄지의 근위수지골	정중신경의 회귀가지 C8–T1	엄지 중수지절관절의 굴곡
배측 골간근 Dorsal Interossei	이웃한 중수골의 측면	시지, 중지, 약지의 근위수지골저와 신근덮개	척골신경의 심층가지 C8–T1	시지, 중지, 약지의 중수지절관절 외전
장측 골간근 Palmar Interossei	중수골의 측면	엄지, 시지, 약지 및 소지의 신근덮개와 엄지의 근위수지골	척골신경의 심층가지 C8–T1	엄지, 시지, 약지 및 소지의 중수지절관절 내전
무지내전근 Adductor Pollicis	*횡두:* 3번 중수골의 장측면 *사두:* 2번과 3번 중수골저와 유두골	엄지 근위수지골저와 엄지 신근덮개	척골신경의 심층가지 C8–T1	엄지의 내전
충양근 Lumbricals	심지굴근건	시지, 중지, 약지 및 소지의 신근덮개	*외측 충양근:* 정중신경의 지절가지 *내측 충양근:* 척골신경의 심층가지	지절간관절의 신전과 동시에 중수지절관절의 신전
손의 근육 - 소지구 Muscles of the Hand—Hypothenar Eminence				
소지외전근 Abductor Digiti Minimi	두상골, 두상유구인대, 척측수근굴근건	소지의 근위수지골	척골신경의 심층가지 C7–T1	소지 중수지절관절의 외전

근육	기시점	착지점	신경	작용
소지대립근 Opponens Digiti Minimi	유구골의 혹, 굴근지지대	5번 중수골 내측연의 전체 길이	척골신경의 심층가지 C7–T1	5번 중수골의 외회전
단소지굴근 Flexor Digiti Minimi Brevis	유구골의 혹, 굴근지지대	소지의 근위수지골	척골신경의 심층가지 C7–T1	소지 중수지절관절의 굴곡
손의 근육 - 무지구 Muscles of the Hand—Thenar Eminence				
단무지외전근 Abductor Pollicis Brevis	대능형골과 주상골의 결절, 이웃한 굴근지지대	엄지의 근위수지골과 엄지의 신근덮개	정중신경의 회귀신경 C8–T1	엄지 중수지절관절의 외전
무지대립근 Opponens Pollicis	굴근지지대, 대능형골결절	1번 중수골 요측연의 전체 길이	정중신경의 회귀신경 C8–T1	엄지의 내회전

엄지 수근중수관절의 움직임

Movements of the Carpometacarpal Joint of the Thumb

굴곡	신전	외전	내전	대립
단무지굴근, 장무지굴근, 무지대립근	단무지신근, 장무지신근, 장무지외전근	단무지외전근, 장무지외전근	무지내전근, 1번 배측 골간근, 장무지신근(완전 신근/외전 시), 장무지굴근(완전 신전/외전 시)	무지대립근, 단무지외전근, 단무지굴근, 장무지굴근, 무지내전근

엄지 중수지절관절의 움직임

Movements of the Metacarpophalangeal Joint of the Thumb

굴곡	신전	외전	내전
단무지굴근, 장무지굴근, 단무지외전근	단무지신근, 장무지신근	단무지외전근	무지내전근

고관절의 근육 Muscles of the Hip Joint

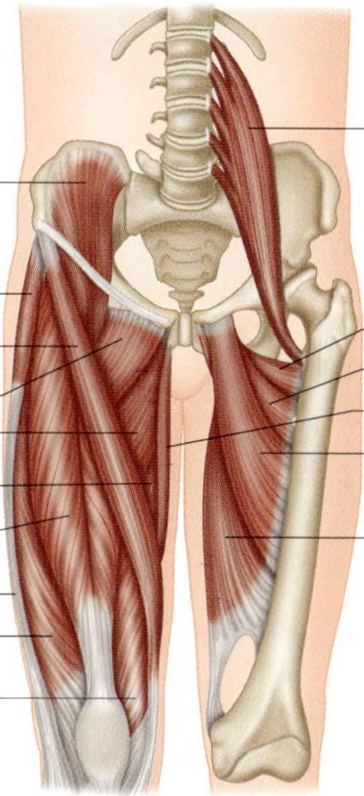

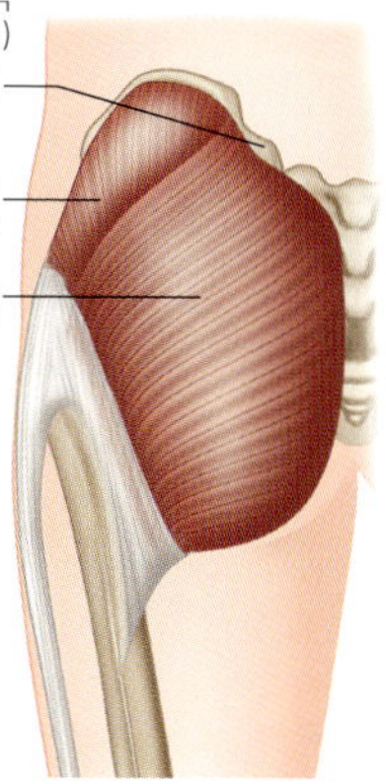

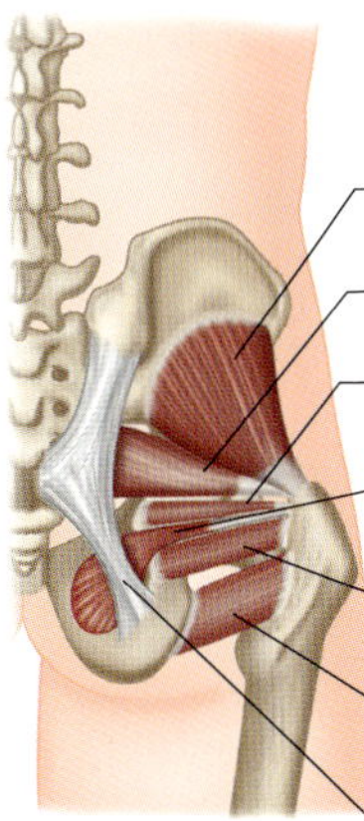

근육	기시점	착지점	신경	작용
대둔근 Gluteus Maximus	중둔근을 덮고 있는 근막, 후둔선 뒤에 있는 장골의 가쪽면, 척주기립근의 근막, 하부 천골의 배측면, 미골의 바깥연, 천결인대의 가쪽면	ITB의 후면, 근위 대퇴골의 둔부조면	하둔신경 L5–S2	고관절의 강력한 신근, 고관절과 슬관절의 외측 고정근, 허벅지의 외회전과 외전
대퇴근막장근 Tensor Fasciae Latae	ASIS와 장골릉결절 사이의 장골릉의 가쪽면	ITB	상둔신경 L4–S1	신전된 슬관절을 고정
중둔근 Gluteus Medius	전둔선과 후둔선 사이의 장골 가쪽면	대전자의 외측면에 있는 사선의 능선	상둔신경 L4–S1	고관절의 외전 허벅지의 내회전
소둔근 Gluteus Minimus	전둔선과 후둔선 사이의 장골 전면	대전자의 전외측연	상둔신경 L4–S1	고관절 내회전과 굴곡 보조
이상근 Piriformis	전천골공 사이의 천골 전면	대전자 상연의 내측면	천골신경의 가지 S1–S2	신전된 고관절의 외회전과 굴곡된 고관절의 외전
치골근 Pectineus	치골즐과 이웃한 골반뼈	사선(소전자저에서 대퇴골 조선까지)	대퇴신경 L2–L3	고관절의 내전과 굴곡
외폐쇄근 Obturator Externus	폐쇄막의 가쪽면과 그에 이웃한 뼈	전자와	폐쇄신경의 후지 L3–L4	고관절의 외회전

근육	기시점	착지점	신경	작용
심부 고관절 회전근 Deep Lateral Hip Rotators	*내폐쇄근:* 진성 골반의 전외측벽; 폐쇄막의 심층 표면과 주변 뼈 *상쌍자근:* 좌골극의 가쪽면 *하쌍자근:* 좌골극의 상측면 *대퇴방형근:* 좌골조면의 바로 전방인 좌골의 외측 가장자리	*내폐쇄근:* 대전자의 내측면 *상쌍자근:* 내폐쇄근건 상면의 길이를 따라 내폐쇄근건과 함께, 대전자의 내측면으로 들어감. *하쌍자근:* 내폐쇄근건 하면의 길이를 따라 내폐쇄근건과 함께, 대전자의 내측면으로 들어감. *대퇴방형근:* 근위 대퇴골의 전자간능에 있는 대퇴방형근 결절	*내폐쇄근과 상쌍자근:* 내폐쇄근으로 가는 신경 L5–S1 *하쌍자근과 대퇴방형근:* 대퇴방형근으로 가는 신경 L5–S2	고관절의 외회전. 굴곡된 고관절의 외전. 대퇴골두를 비구 안에 유지하는데 도움을 준다.
내전근 Adductors	치골(치골지)의 전방 부위. 대내전근도 좌골조면으로부터 기시점을 갖는다.	대퇴골의 전체 길이(조선과 상내측과에서 내측상과에 있는 내전근결절까지)	*대내전근:* 폐쇄신경(전지) L2–L4 좌골신경(경골지) L2–L4 *단내전근:* 폐쇄신경(전지) L2–L4 *장내전근:* 폐쇄신경(전지) L2–L4	고관절의 내전과 내회전

근육	기시점	착지점	신경	작용
장요근 Iliopsoas	*대요근:* L1–L5의 횡돌기, T12–L5의 추체와 각 추골 사이의 추간판 *장골근:* 장골와의 상부 ⅔, 전천장인대와 전장요인대, 천골의 상외측부	대퇴골의 소전자	*대요근:* L1–L3의 전지 *장골근:* 대퇴신경 L2–L4	고관절의 주요 굴곡근. 허벅지의 외회전. 보행과 달리기 할 때, 다리를 전방으로 가져감.

고관절의 움직임 Movements of the Hip Joint

굴곡	신전	외전
장요근, 대퇴직근, 대퇴근막장근, 단내전근, 장내전근, 치골근	대둔근, 반건양근, 반막양근, 대퇴이두근(장두), 대내전근(좌골섬유)	중둔근, 소둔근, 대퇴근막장근, 내폐쇄근(굴곡 시), 이상근(굴곡 시)
내전	**외회전**	**내회전**
대내전근, 단내전근, 장내전근, 치골근, 박근, 대둔근(하부섬유), 대퇴방형근	대둔근, 내폐쇄근, 쌍자근, 외폐쇄근, 대퇴방형근, 이상근, 봉공근, 대내전근, 단내전근, 장내전근	장요근(초기 굴곡 시), 대퇴근막장근, 중둔근(전방섬유), 소둔근(전방섬유)

허벅지와 슬관절의 근육 Muscles of the Thigh and Knee Joint

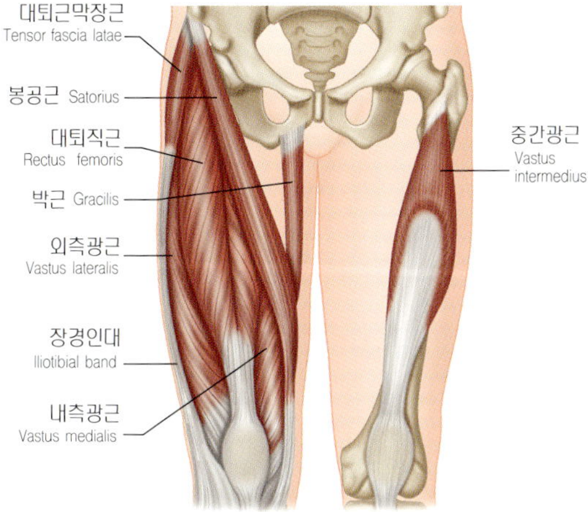

전면 Anterior view

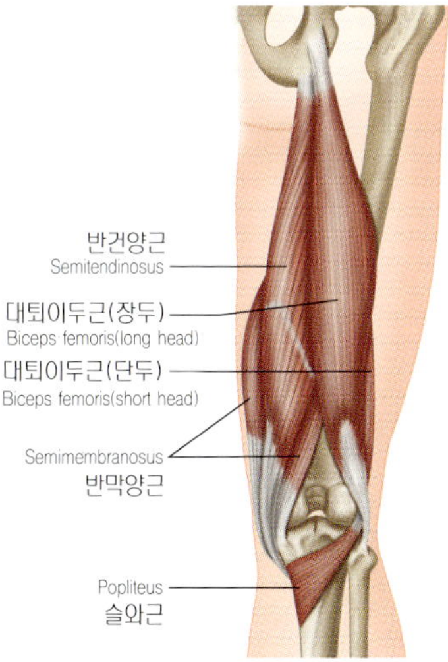

후면 Posterior view

근육	기시점	착지점	신경	작용
슬괵근 Hamstrings	좌골조면. 대퇴이두근 (단두에서만). 조선의 외측순	*반막양근:* 경골의 내측과의 내측면과 후면에 있는 구와 이웃한 뼈 *반건양근:* 근위 경골의 내측면 *대퇴이두근:* 비골두	좌골신경 L5–S2	슬관절의 굴곡. 반막양근과 반건양근이 고관절을 굴곡과 내회전하고 슬관절을 내회전한다. 대퇴이두근은 고관절을 신전과 외회전하고, 슬관절을 외회전한다.
박근 Gracilis	하치골지, 좌골지, 치골근의 가쪽면에 있는 선.	근위 경골간의 내측면	폐쇄신경 L2–L3	고관절의 내전. 슬관절의 굴곡.
봉공근 Sartorius	ASIS	경골조면의 하내측에 있는 경골의 내측면	대퇴신경 L2–L4	고관절의 굴곡. 슬관절의 굴곡
대퇴사두근 Quadriceps	*대퇴직근:* 직두: AIIS; 굴절두: 비구 위의 고랑(장골에 위치) *광근군:* 대퇴골간의 상부 절반	슬개골, 슬개인대를 통해 경골조면에 부착	대퇴신경 L2–L4	*대퇴직근:* 고관절의 굴곡과 슬관절의 신전 *광근군:* 슬관절 신전
슬와근 Popliteus	대퇴골의 외측상과	근위 경골의 후면	경골신경 L4–S1	슬관절의 안정화와 잠김 해제

슬관절의 움직임 Movements of the Knee Joint

굴곡	신전	대퇴골에 대한 경골의 내회전	대퇴골에 대한 경골의 외회전
슬괵근, 비복근, 족척근, 봉공근, 박근, 슬와근	대퇴방형근	슬와근, 반건양근, 반막양근, 봉공근, 박근	대퇴이두근

하퇴와 족관절의 근육 Muscles of the Leg and Ankle Joint

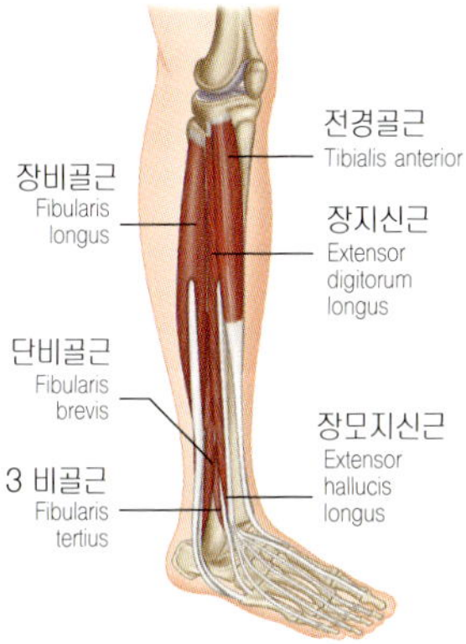

전면 Anterior view

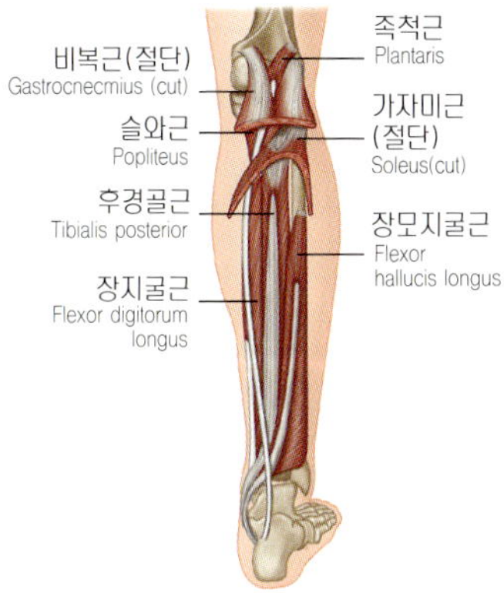

후면 Posterior view

근육	기시점	착지점	신경	작용
하퇴 전방 구획의 근육				
전경골근 Tibialis Anterior	경골의 외측면과 그에 이웃한 골간막	내측설상골의 내측면과 하측면. 이웃한 1번 중족굴저의 표면	심비골신경 L4–L5	족관절의 배측굴곡과 발의 내반
장지신근 Extensor Digitorum Longus	비골 내측면의 근위 절반. 경골 외측과의 관련 표면	외측 4개 발가락의 배측면. 각 건은 나누어져 중간과 원위족지골저에 부착한다.	심비골신경 L4–S1	외측 4개 발가락의 신전과 발의 배측굴곡
장무지신근 Extensor Hallucis Longus	비골 내측면의 중간 절반	엄지 원위족지골저	심비골신경 L5–S1	엄지의 신전. 발의 배측굴곡

근육	기시점	착지점	신경	작용
3 비골근 Fibularis Tertius	비골 원위부의 내측면	5번 중족골저의 배내측면	심비골신경 L5–S1	발의 배측굴곡과 외반
하퇴 후방 구획의 근육 - 표층				
비복근 Gastrocnemius	*내측두:* 대퇴골 내측과의 바로 위에 있는 원위 대퇴골 *외측두:* 대퇴골 외측과의 상후외측면	아킬레스건을 통해 종골의 후면	경골신경 S1–S2	발의 저측굴곡, 슬관절의 굴곡
가자미근 Soleus	비골두의 후면과 비골경, 근위 골간의 이웃한 면, 가자미근선과 경골의 내측연, 경골과 비골 부착점 사이의 건궁	아킬레스건을 통해 종골의 후면	경골신경 S1–S2	발의 저측굴곡
족척근 Plantaris	대퇴골 외측상과상선의 하부와 슬관절의 사슬와인대	아킬레스건을 통해 종골의 후면	경골신경 S1–S2	발의 저측굴곡, 슬관절의 굴곡
하퇴 후방 구획의 근육 - 표층				
장지굴근 Flexor Digitorum Longus	경골 후면(슬와선 바로 아래)의 내측면	외측 4개 발가락 원위족지골저의 저측면	경골신경 S1–S2	외측 4개 발가락의 굴곡

근육	기시점	착지점	신경	작용
장무지굴근 Flexor Hallucis Longus	비골 후면의 하부 $2/3$와 그에 이웃한 골간막	엄지 원위족지골저의 저측면	경골신경 S1-S2	엄지의 굴곡. 보행시 발의 최종 추진력에서 중요한 역할을 한다.
하퇴 후방 구획의 근육 - 심층				
후경골근 Tibialis Posterior	골간막의 후면과 경골과 비골의 이웃 영역	주로 주상골조면에 부착하고, 이웃한 내측설상골 영역	경골신경 S1-S2	발의 내반과 저측굴곡
하퇴 측방 구획의 근육				
장비골근 Fibularis Longus	비골두 외측면의 상부 $2/3$, 비골, 그리고 경우에 따라서는 경골의 외측과	내측설상골 원위 끝단의 외측면. 1번 중족골저	천비골신경 L5-S2	발의 외반과 저측굴곡
단비골근 Fibularis Brevis	비골간 외측면의 하부 $2/3$	5번 중족골저의 측방결절	천비골신경 L5-S2	발의 외반

족관절의 움직임 Movements of the Ankle Joint

내반	외반	배측굴곡	저측굴곡
전경골근, 후경골근	장비골근, 단비골근, 3 비골근	전경골근, 장무지신근, 장지신근, 3 비골근	비복근, 족척근, 가자미근, 후경골근, 장무지굴근, 장지굴근, 장비골근, 단비골근

발의 근육 Muscles of the Foot

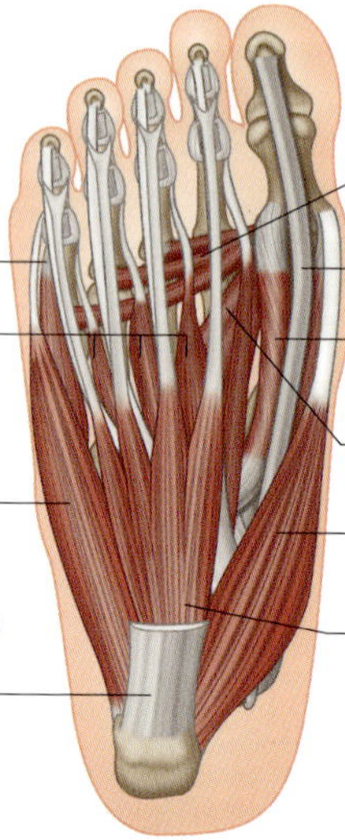

전면 Plantar view

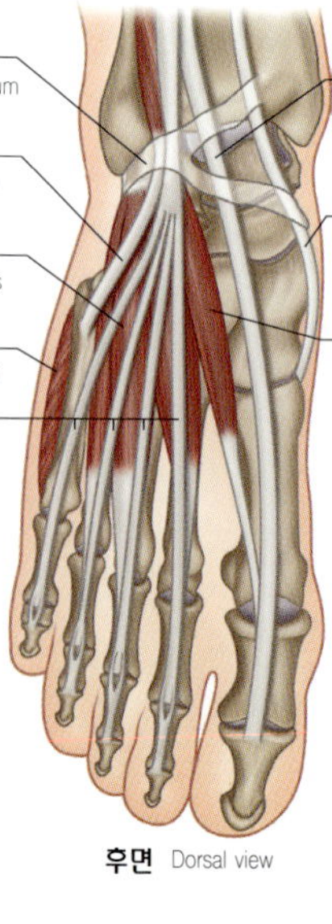

후면 Dorsal view

근육	기시점	착지점	신경	작용
발바닥 근육 – 1번째 층				
무지외전근 Abductor Hallucis	종골조면의 내측돌기	엄지 근위족지골저의 내측면	경골신경에서 나온 내측족저신경 S1–S3	엄지 중족지절관절의 외전과 굴곡
단지굴근 Flexor Digitorum Brevis	종골조면의 내측돌기와 족저근막	외측 4개 발가락 중간 족지골의 저측면 양측	경골신경에서 나온 내측족저신경 S1–S3	외측 4개 발가락 근위지절간관절의 굴곡
소지외전근 Abductor Digiti Minimi	종골조면의 외측돌기와 내측돌기, 5번 중족골저와 함께 종골에 연결된 결합조직의 띠	소지 근위족지골저의 외측면	경골신경에서 나온 외측족저신경 S1–S3	5번 발가락 중족지절관절의 외전
발바닥 근육 – 2번째 층				
족저방형근 Quadratus Plantae	종골의 내측면과 종골조면의 외측돌기	발의 근위 발바닥에 있는 장지굴근건의 외측연	경골신경에서 나온 외측족저신경 S1–S3	2번–5번 발가락 원위족지골의 굴곡
충양근 Lumbricals	*1번 충양근:* 2번 발가락과 관련된 장지굴근건의 내측면 *2번–4번 충양근:* 장지굴근의 이웃한 건	2번–5번 발가락 신근덮개의 내측연	*1번 충양근:* 경골신경에서 나온 내측족저신경 *외측 3개 충양근:* 경골신경에서 나온 외측족저신경 S2–S3	중족지절관절의 굴곡과 지절간관절의 신전

근육	기시점	착지점	신경	작용
발바닥 근육 - 3번째 층				
단무지굴근 Flexor Hallucis Brevis	입방골 저측면의 내측 부위, 이웃한 외측설상골 부위, 후경골근건	엄지 근위족지골저의 외측면과 내측면	경골신경에서 나온 내측족저신경 S1-S2	엄지 중족지절관절의 굴곡
무지내전근 Adductor Hallucis	*횡두:* 외측 3개 발가락 중족지절관절과 관련된 인대 *사두:* 2번-4번 중족골저; 장비골근건을 덮고 있는 수초	엄지 근위족지골저의 외측면	경골신경에서 나온 외측족저신경 S2-S3	엄지 중족지절관절의 내전
단소지굴근 Flexor Digiti Minimi Brevis	5번 중족골저와 장비골근건의 수초	소지 근위족지골저의 외측면	경골신경에서 나온 외측족저신경 S2-S3	소지 중족지절관절의 굴곡
발바닥 근육 - 4번째 층				
배측 골간근 Dorsal Interossei	이웃 중족골의 측면	2번-4번 발가락 근위족지골저와 신근덮개	경골신경에서 나온 외측족저신경; 1번과 2번 배측 골간근은 심비골신경 S2-S3에 의해서도 지배를 받는다.	2번-4번 발가락 중족지절관절의 외전. 중족지절관절의 신전과 지절간관절의 굴곡에 저항함
저측 골간근 Plantar Interossei	3번-5번 중족골저와 내측면	3번-5번 발가락 근위족지골저와 신근덮개	경골신경에서 나온 외측족저신경 S2-S3	3번-5번 발가락 중족지절관절의 내전. 중족지절관절의 신전과 지절간관절의 굴곡에 저항함

근육	기시점	착지점	신경	작용
발등 근육				
단지신근 Extensor Digitorum Brevis	종골의 상외측면	2번-4번 발가락의 장지신근건의 외측면	심비골신경 S1-S2	2번-4번 발가락의 신전
단무지신근 Extensor Hallucis Brevis	종골의 상외측면	근위족지골저	심비골신경 S1-S2	엄지 중수지절관절의 신전

족근간관절의 움직임 Movements of the Intertarsal Joints

내반	외반	기타 움직임
전경골근, 후경골근	3 비골근, 장비골근, 단비골근	활주 운동(약간의 배측굴곡, 저측굴곡, 외전 및 내전을 허용하는)은 발가락에 작용하는 근육에 의해 생성된다. 전경골근, 후경골근, 3 비골근도 관련된다.

중족지절관절의 움직임 Movements of the Metatarsophalangeal Joints of the Toes

굴곡	신전	외전과 내전
단무지굴근, 장무지굴근, 장지굴근, 단지굴근, 단소지굴근, 충양근, 골간근	장무지신근, 단무지신근(엄지), 단지신근, 장지신근	무지외전근, 무지내전근, 골간근, 소지외전근

지절간관절의 움직임 Movements of the Interphalangeal Joints of the Toes

굴곡	신전
장무지굴근, 단지굴근(오직, 근위 관절), 장지굴근	장무지신근, 단무지신근(엄지에는 없음), 장지신근, 충양근

참고문헌 References

Anderson, D.M. (chief lexicographer) 2003. *Dorland's Illustrated Medical Dictionary*, 30th edn, Philadelphia, PA: Saunders.

Biel, A. 2001. *Trail Guide to the Body*, 2nd edn, Boulder, CO: Books of Discovery.

Drake, R., Vogl, A.W. & Mitchell, A.W.M. 2015. *Gray's Anatomy for Students, 3e*, Philadelphia: Elsevier.

Hull, R. 2021. *Anatomy, Physiology and Pathology for Therapists and Healthcare Professionals*, 2e, Chichester: Lotus Publishing.

Jarmey, C. 2018. *The Concise Book of Muscles*, 4e, Chichester: Lotus Publishing.

Kendall, F.P. & McCreary, E.K. 1983. *Muscles, Testing & Function*, 3rd edn, Baltimore, MD: Williams & Wilkins.

Romanes, G.J. (ed.) 1972. *Cunningham's Textbook of Anatomy*, 11th edn, London: Oxford University Press.

Schade, J.P. 1966. *The Peripheral Nervous System*, New York: Elsevier.

Spalteholz, W. (date unknown). *Hand Atlas of Human Anatomy*, Vols II and III, 6th edn, London: J.B. Lippincott.

Tortora, G. 1989. *Principles of Human Anatomy*, 5th edn, New York: Harper & Row.

부록 3

인체 조직의 조직 구성

Organisation of the Human Body

피부계의 조직 구성 Organisation of the Integumentary System

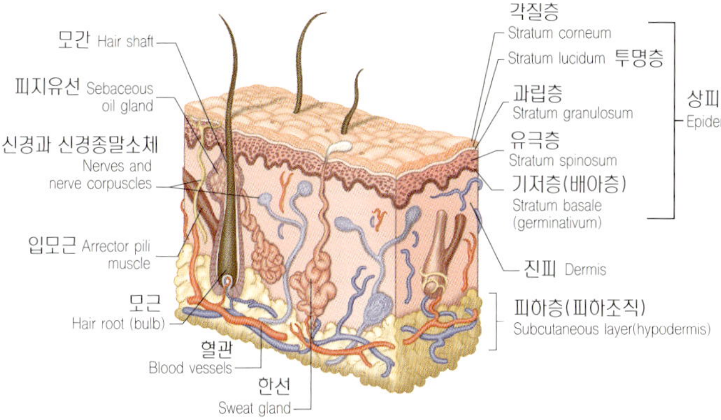

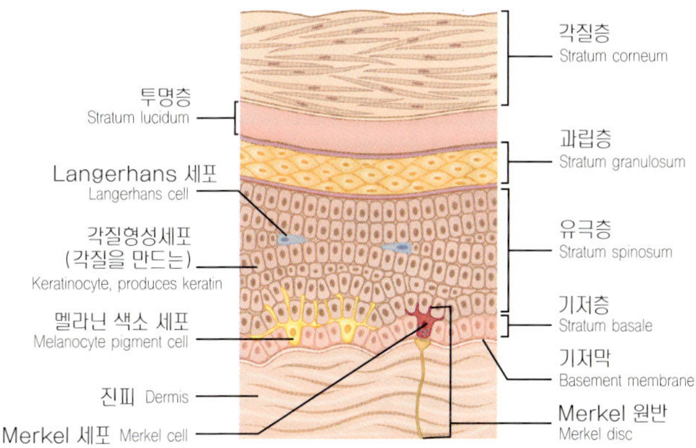

표피의 주요 층을 보여주는 피부

내분비계의 조직 구성 Organisation of the Endocrine System

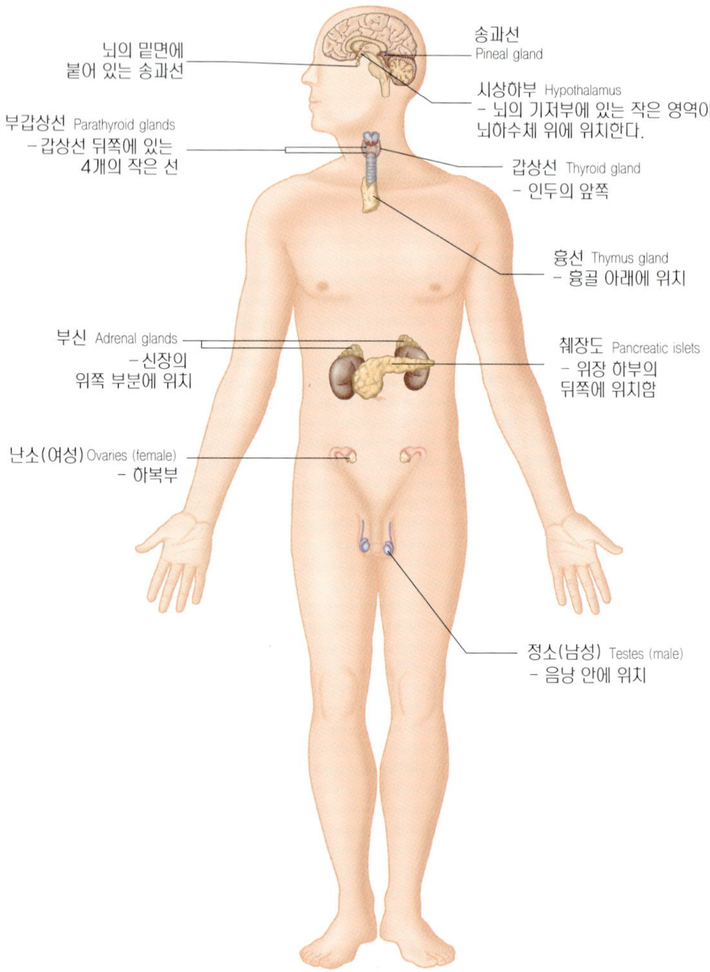

호흡계의 조직 구성 Organisation of the Respiratory System

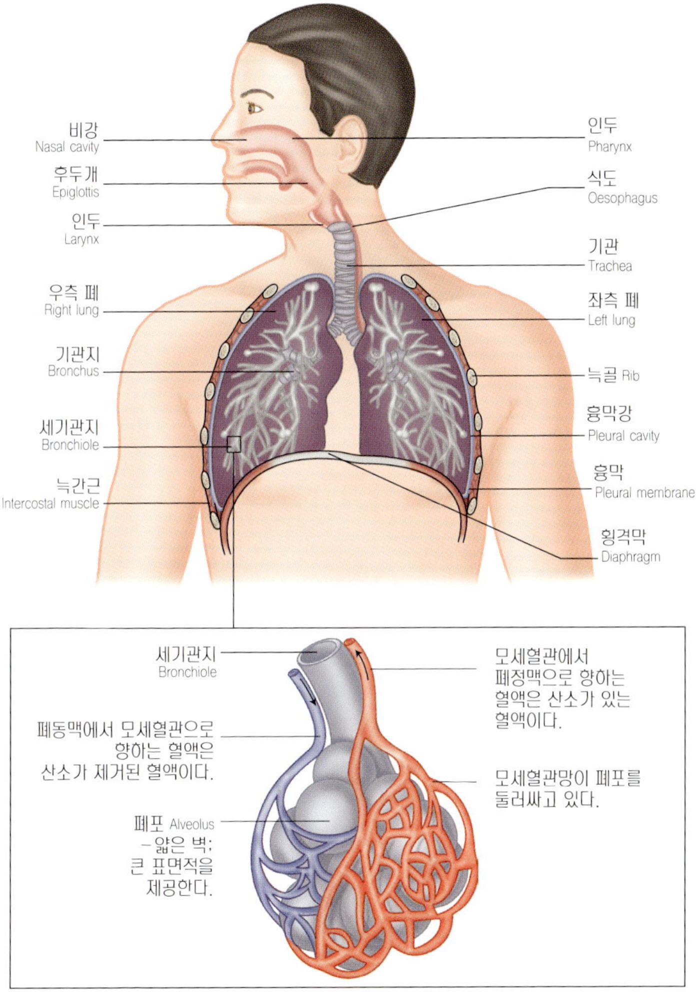

심장과 폐순환과 체순환의 조직 구성

Organisation of the Heart and Pulmonary and Systemic Circulation

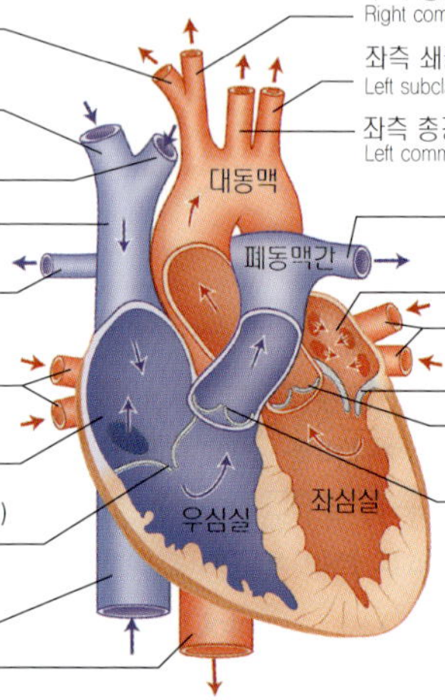

폐순환 Pulmonary circulation

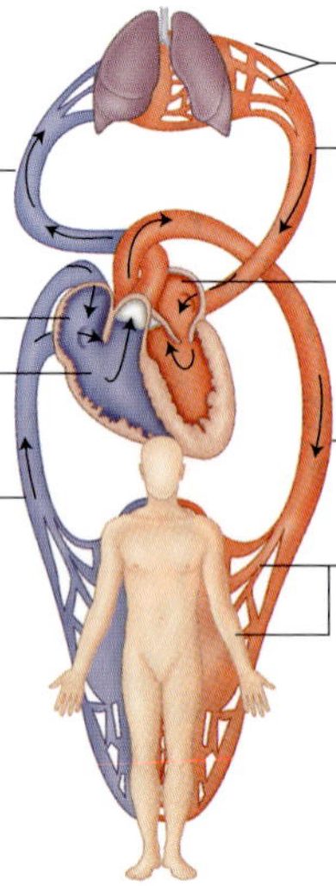

체순환 Systemic circulation

림프계와 면역계의 조직 구성
Organisation of the Lymphatic and Immune System

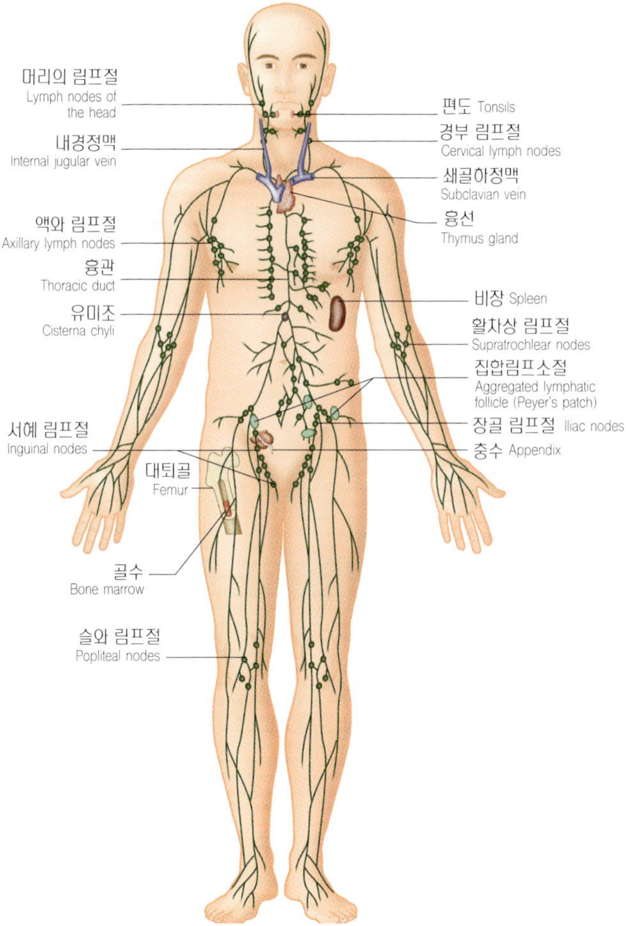

소화계의 조직 구성 Organisation of the Digestive System

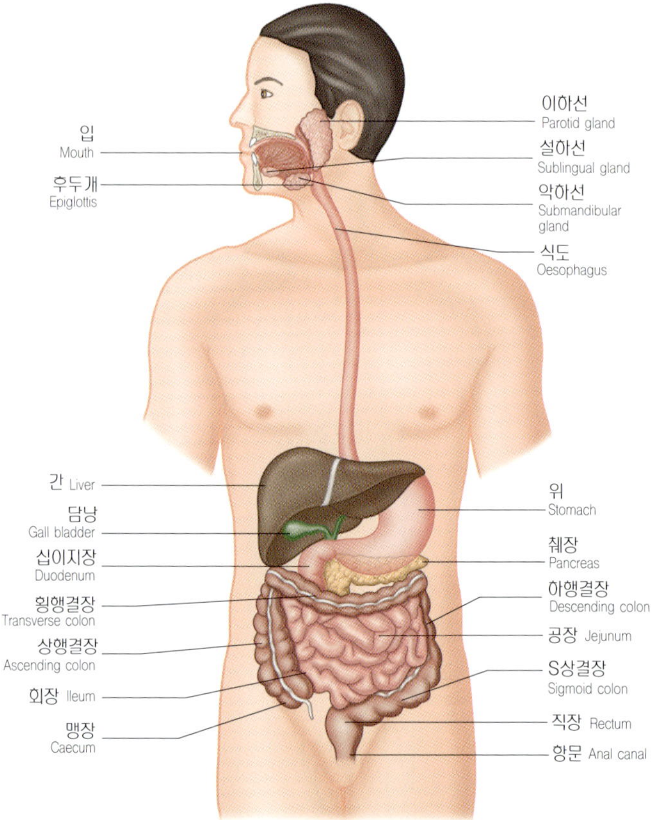

비뇨계의 조직 구성 Organisation of the Urinary System

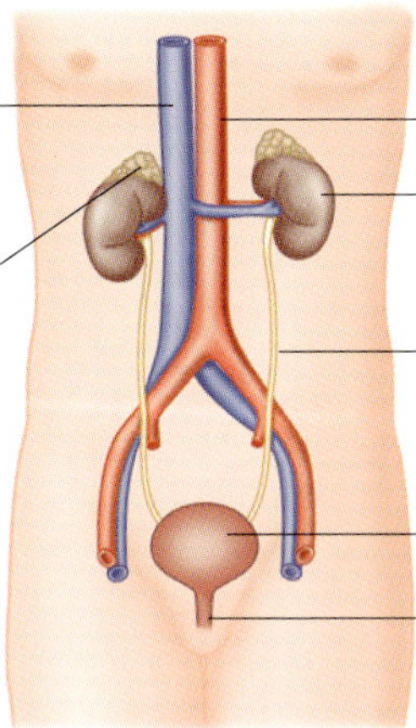

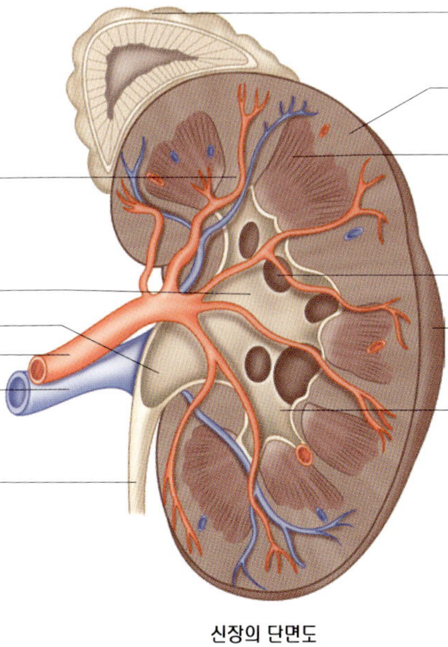

신장의 단면도

생식계의 조직 구성 Organisation of the Reproductive System

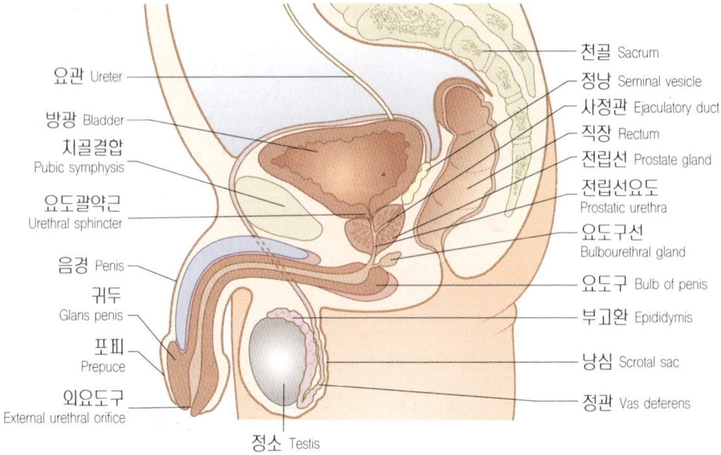

남성 Male

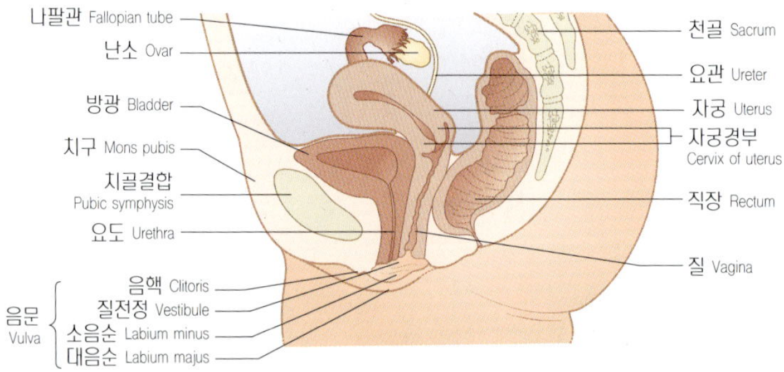

여성 Female

참고문헌 References

Hull, R. 2021. *Anatomy, Physiology and Pathology for Therapists and Healthcare Professionals, 2e,* Chichester: Lotus Publishing.